介護職よ、地方議員を目指せ!

介護現場を変えたいあなたに伝えたいこと

宮崎なおき
梅田みつよ
神尾てるあき
前田れいこ
山口だいすけ

株式会社ともあ

はじめに

この本は、

・介護の現場で仕事を続けながら
・現職の地方議員を担っている

5名の実話を通して

・「なぜ」議員になる必要があるか
・地方議員の目指し方

を示している内容です。

現役ケアマネジャー　船橋市議会議員
宮崎 なおき

突然ですが、この本を手に取られたあなたは介護の現場で働きながら政治の必要性を既に知っている貴重な存在です。きっとこの本は、あなたが政治の道を考えることを後押しする本になるでしょう。

さて、介護保険制度が始まって20年が経ちました。あなたは介護現場の現状をどう感じているでしょうか。

私は、はっきりと肌で感じていることがあります。

このままだと「ヤバい」

何が、「ヤバい」のか。

２０２５年、団塊の世代の皆様は後期高齢者となります。あなたもよく知っての通り、既に大介護時代に片足を突っ込んでいます。

そんな中、介護業界の処遇はどうでしょうか。

・働きやすさ

・給料

・責任の重さ
・権利意識の高い利用者さんやそのご家族
・実地指導といったいつ来るかわからない行政への恐怖
・書類の多さ……
課題をあげればキリがありません。

「ヤバい」んです。

ふと、思う事があります。
これだけ多くの国民に関係することはないのに、なぜ「介護」は日本の政治課題で軽んじられているのだろう、と。
多くの方が、目の前に介護の現実がこないと自分事として捉えません。致し方ないのかもしれません。しかし、今から私達現場の人間が動き出さないと、本当に大変な未来がやってきてしまいます。

古き良き時代のような家族介護は、現実的ではないでしょう。
「地域包括ケアシステム」は、いまだになんのことかわからないでしょう。

「ヤバい」んです。

介護現場の皆さん
「誰かが、いつかきっと、どうにかしてくれるってことはない」ことに気づいているはずです。誰かが助けてくれるなら

・働く環境もよくならない
・処遇も上がらない
・離職率が尋常じゃないくらい高い
・新たな人材が流れてこない。

これらの負の連鎖は、とっくに断ち切られているはずですから……。

私は、介護現場に20年います。
これだけ長い期間、命をかけて他人の老後を支援してきているのにも関わらず、自分が介護を受ける側になったときには、担い手はいません。容易に想像ができます。

「ヤバい」んです。

20年前、現場の先輩に言われました。「福祉は想いでやっているのだから、お給料の話はしないで」と。
今は、福祉の現場でも給料の話はできるようになりました。しかし「政治」の話はいまだタブーです。

介護保険制度を変えるのに、政治の力は必須です。

このままいくと、「ヤバい」未来が待っています。だからこそ、介護現場で働くあなたも共に立ち上がって欲しいと、切に願っています。

目次

第2章　介護職議員だからこそできた仕事　111

第1章

地域に灯りを照らす、現役介護職の議員

現場目線で確かな未来を！

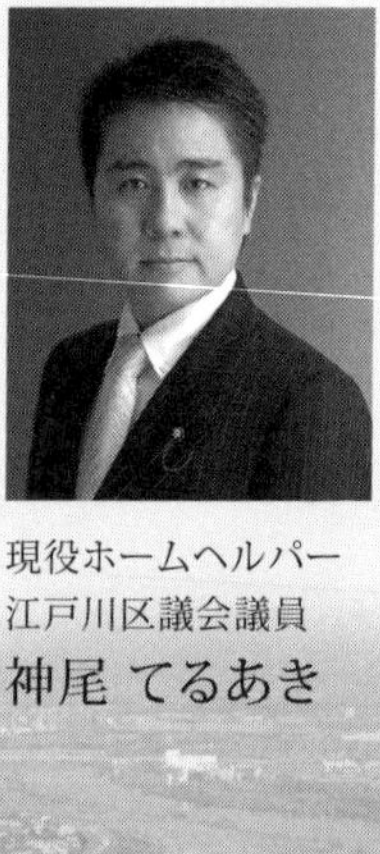

現役ホームヘルパー
江戸川区議会議員
神尾 てるあき

東京都
江戸川区

江戸川区議会議員の神尾てるあきです。政党には所属せず、無所属で活動しています。現在2期目の39歳です。議員になる前から障がい者を支援する事業所に勤務し、デイサービスの指導員やホームヘルパーとして身体介護や移動支援に従事しています。初当選後も支援の現場に入ることを続けており、現役のホームヘルパー議員です。３人の小学生の父親です。趣味は、詩吟、ボウリング、回文です。以前から出版について興味がありましたが、今回、同じ江戸川区で介護事業をしている宮崎なおき氏（船橋市議会議員）からお声がけいただき、筆をとらせていただいた次第です。ここでは、私の生い立ち、なぜ議員を目指したのか、どのような選挙をしたのか、現役介護職議員の存在意義などをお伝えします。より多くの介護職出身議員を世に輩出することを目的としています。

生い立ち

私は、静岡県田方郡土肥町《といまち》という地で生まれ育ちました。平成の大合併の際に4つの町が合併し、現在は伊豆市という地名になっています。海と山に囲まれた自然豊かな街です。温泉、金山、海水浴、ダイビングスポット、恋人岬など、観光地としても知られています。しかし、鉄道は敷設されておらず、バスが1時間に1本通るかどうかという「ド」が付くほどの田舎です。ただし、ここから見る富士山は最高です。駿河湾を挟んで見る富士は、「海に浮かぶ富士」と称され、全国の富士山ファンを魅了しています。今でも私は、ここから見る富士山が日本一美しいと思っています。

さて、私の実家のすぐ近くには、駿豆学園という障がい者支援施設があります。昭和47年4月に知的障がいを持つ児童のための入所施設として開設され、その後、平成13年12月より成人施設に変更となりました。現在も50名の入所者が生活をしています。この地域では、障がいを持った子ども達が毎朝の新聞配達をしていました。その新聞は、郵便受けに入るのではなく、手渡しが基本です。家に鍵をかけることがないような地域ですから、朝の6時過ぎには、勝手口から新聞配達の子ども達が入って来ます。そして、元気に「おはよう！」と挨拶をして新聞を渡してくれます。また、私の家は、施設の散歩ルートにもなっていたので、毎日決まった時間に子ども達が通ります。その際は、必ずお互いに声をかけますし、たまに家に上がり込んで遊んでいく子もいました。地域の中に障がい者がいることが当たり前の環境で私は育ちました。今で言うところのインクルーシブ社会が、そこにはでき上がっていたのです。

故郷とのギャップ

ところが、大学進学を期に上京してみると、そこには障がい者と健常者を分断した社会がありました。私が住んでいた地域とは、人口規模も社会的インフラも大きく異なるため、当然のことなのかもしれません。しかし、これまで私が生きてきた環境と全く違う景色に、一種のカルチャーショックを受けました。少なくとも私には、障がい者も健常者も笑顔で生き生きと生活しているようには見えませんでした。

そこで、自分の見ていた景色が世の中ではマイノリティであることに気づき、障がい者支援の制度や政策に興味を持ったのです。また、私の母親が国の指定難病の当事者であることで、難病支援の制度や政策にも課題を感じていました。私にとってラッキーであったのは、上京して独り暮らしをしていた東京都江戸川区に障がい者政策に精通した衆議院議員がいたことです。早速、その代議士事務所に連絡をとり、色々と勉強させていただきました。気がついたら、その代議士の秘書になっていました。

私は、もともと弁護士になることを夢見ていたため、大学の4年間は法学部に通い、大学卒業後に一浪して法科大学院（ロースクール）へ行きました。この頃、我が国のロースクール構想がスタートしたばかりの時代で、入学者の8割が司法試験に合格するとも言われていました。ところが、ふたを開けてみたら合格率は2割程度と、多くの法科大学院生が途方に暮れていました。1回目の新司法試験の不合格がわかった時、もう一年勉強して合格を目指すか、別の道を考えるか悩んでいるタイミングでした。

偶然の縁から飛び込んだ政治の世界ではありましたが、地域での政治家の活動スタイルは、私が思い描いていた町医者的な弁護士像に似ていました。それどころか、政治家は、法律や条例を作ったり、制度を改定したりと、より創造的な立場であることに気がついたのです。

初めての選挙

私の初めての選挙は、28歳の時でした。２０１１年に江戸川区議会議員選挙に立候補をしました。東日本大震災の直後の4月のことでした。２０２１票という多くの皆様からのご負託をいただきましたが、私の力不足で当選することができませんでした。敗因分析として、色々と考えましたが、どれも言い訳がましくなってしまうので割愛します。ただ、落選が決まった時点で4年後の立候補を考えていた私は、それからすぐに活動をスタートしました。

思えば、あの時の落選経験があったからこそ、今の私があるのだと感じています。あの時、28歳の若僧がぽっと出で当選していたら、おそらく生意気な議員になっていたと思います。

介護の世界へ

初めての選挙で落選したことで、自分のやりたいことを再度考える時間ができました。なぜ区議会議員を目指したのか。自分がやりたいことは、バッジがないとできないことなのか。いずれにしても、生きていかなければいけないので、就職先を探しました。そこで、魅力を感じたのが障がい者福祉の世界でした。もともと健常者と障がい者を分断するような東京の社会構造に問題意識を持ったことがスタートでした。それなのに、実際の現場も知らずに議員になるのはもったいないと感じたのです。就職先は、すぐに決まりました。江戸川区篠崎町にある有限会社アイ介護サービスという事業所です。知的障がい者を中心に、居宅事業・デイサービス・グループホームなどを事業展開しています。江戸川区内には、同様の事業所は多数ありますが、私がこの事業所に決めたのは、スタッフと利用者さんの笑顔があったからです。

初当選に向けて

私が基本として行なってきた活動は、①平日朝の駅頭活動、②月1回のポスティング、③3カ月に1回のタウンミーティング、です。

朝の駅頭活動については、自宅の最寄駅と隣接する3駅を重点として定めました。江戸川区には鉄道の駅が13駅ありますが、地域密着型の自治体選挙においては、ある程度地域を絞って活動することが必要だと考えたからです。私の駅頭活動は演説をするのではなく、ビラ配りに徹するスタイルです。なぜならば、朝の時間帯は多くの方が急いでいますので、演説をしても足を止めて聴いてくれる人はほとんどいません。これから満員電車に乗るストレスを抱える方にとっては、むしろ「朝からうるさいな！」と思われて逆効果です。そこで私は、自分の思いを書き、受け取った方が後で時間が空いた際に読んでくだされればいいと考え、ビラ配りに徹するスタイルをとりました。定期的にビラの内容も変えながら活動をしました。選挙直前になると駅頭活動を始める候補者はたくさんいます。しかし、私のように選挙の時期とは無関係に朝の駅頭活動を続けている政治家は、江戸川区にはほとんどいません。

一方で、駅頭活動だけでは、朝の時間帯に駅を利用する方にしか会うことができません。例えば、専業主婦の方や自営業の方がそうです。このような方々にも私のことを知ってもらう必要がありました。そこで、私は月に1回定例でチラシのポスティング活動を取り入れることにしました。配布するビラは朝の駅頭活動で使用するものと同じです。ビラの内容を変更する頻度が概ね月1回で、そのタイミングに合わせてポスティングも実施するようにしました。対象地域は、自宅を中心に半径５００メートル圏内の約４０００軒です。

さらに、3カ月に1回タウンミーティングという住民の皆様との意見交換会も開催しました。初めは17名でスタートしたこの会も、回を重ねる毎に人数が増えていき、今では35名前後の方々に参加していただける会になりました。タウンミーティングの中で出た話から、危険な箇所への信号設置を実現した事例も生まれました。何度も参加してくださっている住民の方の中には『何でも議員や政治家に任せるのではなく、住民も共に考え行動し、自分達でできることは自分達でやっていく』というように、これまでの住民自治を一歩進めた発想を持つ方も現れました。タウンミーティングで住民の皆様からいただきた声は私の政治家としての原動力になっています。

２回目の選挙戦

選挙戦では、現場目線を柱に以下のことを徹底して訴えました。①ホームヘルパーとして福祉の現場に身を置いて働いていること、②衆議院議員の秘書を務め、政治の世界で現場目線を磨いてきたこと、③３人の子どもの父親として、子育ての現場にいること、④地域活動の現場の中で人とのコミュニティを大切にした活動をしていること、⑤国政の政治状況に左右されずに、区民の皆様の声を区政に届けるため、無所属で立候補していることです。

その結果、３，４９１票という多くの皆様からのご負託をいただき、初当選をいたしました。

当事者を後援会長に

初当選後に私が一番初めに取り掛かったことは、後援会組織を作ることでした。

無所属であることから、政党所属の議員のように特定の団体からの支持は望めません。そのため、こと選挙においては、いわゆる票読みが非常に難しくなります。そこで、私のことを理解し、応援してくれる方々を集めて、組織的な活動ができる体制を目指したのです。特にこだわったのは、後援会長です。政治家の後援会の会長というと、地元の名士と言われるような方が就任されているケースをよく目にします。しかし、私は、そういったお飾り的な後援会長ではなく、主体的に活動に参画してくれる人材を求めました。さらに言えば、私が政治家を志すきっかけとなっている障がい者・難病患者の当事者に会長をして欲しいと考えたのです。適任者はすぐに現れました。NPO法人・希少難病ネットつながる（RDneT アールディネット）理事長の香取久之氏です。彼は、アイザックス症候群という希少難病の当事者で、元々は大塚製薬でサラリーマンをしていました。ところが、自身の難病をきっかけに、自分以外にも希少難病で苦しんでいる方々を支援したいとの想いから、脱サラをして支援団体を設立したのです。

この団体は、難病新法施行と同日の2015年1月1日に設立されたNPO法人です。原因不明、治療法未確立で長期療養を必要とし、患者数が非常に少ない疾患（希少・難治性疾患）は、一般に希少難病（Rare Disease：レアディジーズ）と呼ばれています。しかし、患者やご家族を取り巻く環境は依然として非常に厳しい状況です。当事者にとって最大の問題は孤立に陥ってしまうことであり、これは本当に大きな社会問題です。彼の団体は「つながる」をキーワードに、難病や障がい当事者が孤立に陥ることを防止する、または、孤立から解放されるために必要な環境を創造することにより諸問題を解決することを目指しています。難病や障がいのある方も、そうでない方も、一人ひとりが光り輝く人生を送ることができる真の共生社会を皆様と共に創っていく団体です。私の政治理念にも大いに共感してくださり、快く後援会長を引き受けてくださいました。香取氏が後援会長になったことで、障がい者・難病患者の人脈が格段に多くなり、それまでよりも活動の幅が拡がりました。現場目線という私の政策の柱もより強固なものとなりました。

1期目の成果

1期目の4年間の議会活動において、私は本会議での質問回数が全44議員中で一番多い9回（代表質問3回・一般質問6回）でした。このことは、より多くの区民の皆様の声を届けることができたという証です。

具体的には、学校介助員※1を通年で雇用できる制度を確立したり、東京都が推奨するヘルプマーク※2と江戸川区が作成しているヘルプカードの両者の利点を活かした一体型カードを作成したりと、介護の現場目線から実現できたことがいくつもありました。いずれの事例も、実際に自分が介護現場にいるから養えた感覚であり、現場にいるからこそ捉えることができた課題であったと感じます。

中には、政党に所属していない無所属議員は、議会の中では質問時間が制限されるのではないか、少数派の声は行政には聴いてもらえないのはないかという懸念を持つ方もいらっしゃるようです。しかし、江戸川区議会には、国会のような与党・野党という概念はなく、行政は個々の議員に対して、しっかりと向き合っています。議員が論理的に問題点を指摘して、建設的な提案や要望をすれば、それに対して誠実な回答をします。むしろ無所属議員には、政党の党利党略に影響されることなく、是々非々での議決判断ができるという特徴があります。真の意味で区民の代表として区政に声を届けられるのは、無所属議員のみであると言っても過言ではありません。

※１　**学校介助員**とは、区立小中学校において支援を要する児童・生徒のために、学校生活の介助を職務とする者をいいます

※２　**ヘルプマーク**とは、障がいや疾患などがあることが外見からはわからない人が支援や配慮を必要としていることを周囲に知らせることができるマークのことです

一体型カード

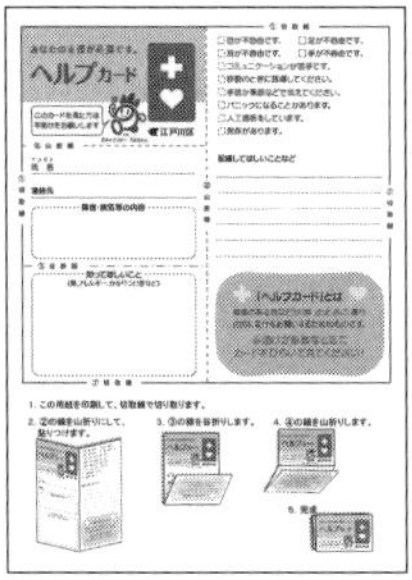

２期目の当選

２０１９年４月、江戸川区議会議員選挙が執行され、２期目の当選をさせていただきました。区民目線で皆様の声を区政に届けるため、敢えて厳しい無所属

属という立場で挑戦し、3，533票のご負託をいただきました。4年前の初当選時よりも得票数は増え、当選順位も上がりましたが、当落ラインまで僅か130票程と非常に厳しい選挙戦となりました。

2期目の選挙では、介護現場の同僚を始め、幼稚園や小学校の保護者・消防団員など、地域コミュニティの中で活動している仲間が多く応援をしてくれました。このことは4年前の選挙にはなかった現象であり、日頃の地域活動の中から広がった力であったと感じています。その中でも、特に大きな力となってくれたのが、介護現場の仲間でした。利用者さんやそのご家族の皆様は、自身の家庭のことを通して、自治体の介護環境や制度を調査研究しています。支援にあたる介護スタッフも必然的に情報を得るようになります。それらの情報を横のつながりの中でも共有し、議論することで、その精度をさらに高めています。結果として、福祉についての政策通になっていくのです。実際に日頃の私との会話の中で、具体的な制度の問題点の指摘や政策提案をしてくれています。言い換えれば、介護現場の仲間は、私の最大の政策シンクタンクということです。このような人脈を構築できていることは、私が現役のホームヘルパーとして介護現場に身を置いているからに他なりません。

介護現場で感じていること

今尚、現役のホームヘルパーとして障がい者支援の現場に入っています。現場を知っているということが議会でも、とても役立っています。実際の制度や現場の課題などを自分の体験として知っているため、議会での発言にも説得力が出てきます。障害者福祉課の職員とも、より専門的な部分まで踏み込んで議論をすることができます。議員の中には、過去に福祉業界にいて、その後、議員になったという方も少なからずいらっしゃいます。しかし、私は現場に入り続けるという点にも、こだわっています。障がい者福祉の現場も数年で制度やルールが変更されます。過去の知識・経験だけでは、いずれ議論に取り残されてしまいます。常に現場に身を置いて、自身を磨くこと、これが大切だと自負しています。だからこそ、私は、現役ホームヘルパーの区議会議員というスタイルを貫いています。それが私の「現場目線」です。

介護職が議員になる意義

私が政治に世界に携わって一番感じていることは、正しい情報が報道されているとは限らないということです。そして、議会を構成している議員も、必ずしも正しい情報・認識も持っているとも限らないということです。政治の世界は、どちらかというと金のあるところ、影響力の大きいところ、要するに票のあるところへ流れます。議員が選挙で当選しなければならない大前提がある以上、票を求めるのは当然のことで、私もそれは否定しません。しかし、それだけではいけないと感じています。お金も票もなくても、政治的な課題を抱えている分野は数多く存在します。そのひとつが介護現場です。

私は、自治体の人口分布に比例して議席が配分されることが健全な議会の構成であると考えています。例えば、30代が人口の10%を占める自治体であれば、30代の議員が議席の10%を有することが本来の議会の在り方ということです。人口約70万人の江戸川区における介護職人口は約2万人、障がい当事者・難病当事者は約3万人です。とすると、約7%ですので、44議席の7%（少なくとも3議席）は、介護職または障がい・難病当事者である必要があるのです。このような観点からも、もっと介護職が地方議会で活躍する場を持つべきだと考えるのです。

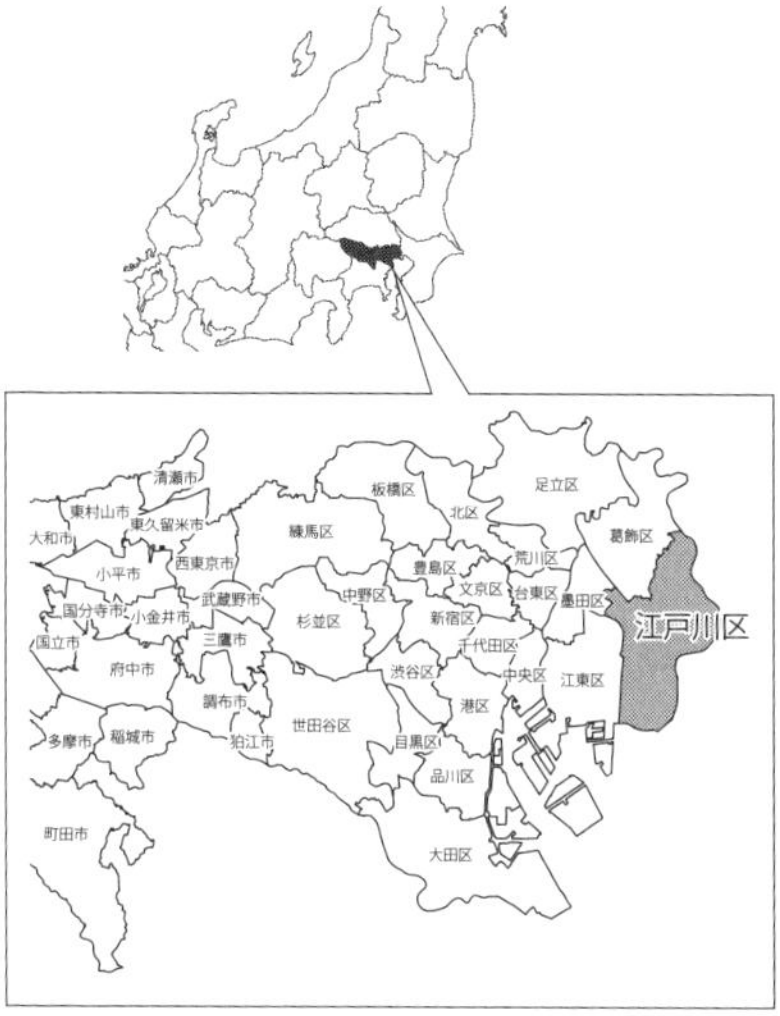

東京都　江戸川区

・江戸川区

人口　69万1,761人　　**面積**　49.09㎢

（2021年10月1日現在）

・江戸川区議会

議員定数　44名

報酬　62万1,000円／月額

政務活動費　20万円 / 月額

男女比　男性32人・女性12人

年齢　29歳～75歳　**平均年齢**　53.5歳

投票率　42.40%

（2021年7月1日付）

「怒り」が理由であり、秘訣である

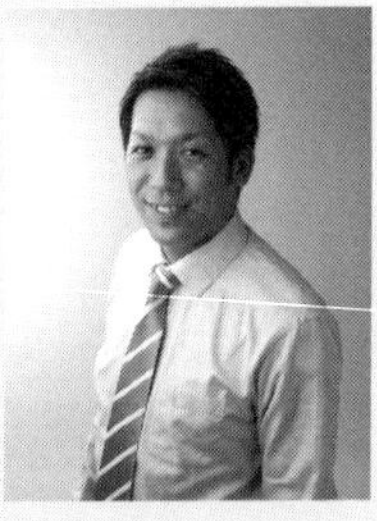

現役ケアマネジャー
船橋市議会議員
宮崎 なおき

「怒り」が成功の秘訣

あなたは「怒り」を感じることはありますか？

怒っている人は嫌われてしまうのが一般的なイメージだと思います。しかし実は、世の中の成功者と言われている人達のほとんどは、「怒り」を感じている人達なのです。

リスクを負いながらも挑戦する人達は、実現したいことがあります。そして、そのきっかけの大きなひとつになっているのが「なぜ、こうならないのか」という

千葉県
船橋市

「怒り」なのです。

日々の生活の中で、「自分の理想通りにならないこと」は沢山あります。世の中は、理不尽な出来事だらけです。多くの人は、理不尽なことに対して不満や愚痴を言うだけで終わってしまいます。しかし、その理不尽さを解決するために挑戦できる人は、「怒り」をモチベーションに変換できているのです。あなたも今までに、悔しさから努力して掴んだ成功体験があるのではないでしょうか。

「怒り」は、大きなエネルギーになります。この本を手に取られたあなたは、少なくとも、介護に対して何かの「怒り」を感じているのではないでしょうか。そしてその「怒り」をエネルギーに換えて、何かを成し遂げたいと思っているのではないでしょうか。

「怒り」を感じているなら、やるべきことはとてもシンプルです。まずは、自分が何に「怒り」を感じているのかを明確にすること。そしてその「怒り」をなくすため、理想を現実に近づけるために、どんなことをすればよいのか知ること。そして行動すること。

この場を借りて私は何に「怒り」を感じて、どんな行動をしてきたか、どうしていきたいのか、あなたにお伝えします。そして皆さんに知っていただきたいのです。介護を変える第一歩は、とてもシンプルで想像以上に簡単であることを。

「怒り」の理由

最近よく聞かれる質問があります。

「ケアマネやったり、議員やったり、日本全国で講演活動したり……。モチベーションって何ですか？」

答えは簡単、「怒り」です。

怒りの根源は、小学４年生にまで遡ります。

小学４年生の夏休みに、引越しをしました。そこで、人生で初めての経験をしたのです。

卒業までの間に壮絶ないじめに遭いました。
その原因はいじめの仲裁に入ったことで、自分が次のターゲットになりました。
なんて理不尽な世の中だろうと、心底感じていました。
そして中学生になって、あることに気づいたんです。

どうしたら、いじめられなくなるか。

男はヤンチャすると、いじめられない。

そこからいじめられないために、一生懸命素行を悪くしました。その甲斐あって、いじめられることはなくなりましたが、高校生の頃には近所に住む皆さんから白い目で見られるようになりました。そんな中、あることがきっかけでこの介護の業界に入ることとなったのですが、そのきっかけについては文字に残せないので、一緒に食事をしながらお話しできる機会があればうれしいです。
今からお伝えするのは安い映画のようですが、当時の私にとっては、一生忘れることのない衝撃的な出来事だったのです。老人保健施設で働き始めたとき、まだ自分の身なりは金髪、ロン毛、目つきが悪く、何をしでかすかわからないようなものでした。前述したように、自分の居場所はどこにもありませんでした。でも、当時の入居者に言われたのは

「あんたは、TVに出ている俳優さんみたいだね。あんたがいてくれるとうれしいよ」

自分のことを受け入れてくれる人がいるんだ……。そこから、心も身体もこの業界に捧げていくわけですが、この業界で学べば学ぶほど、自分達の処遇に関して納得できないことが多く、「この業界は舐められている」と、感じる日々です。

舐められていることは絶対に許せない。

介護が舐められているということは、介護の業界に身も心も捧げている自分が舐められている。

絶対に許せん。

素行の悪い男の子達なら、この気持ちに共感できると思います。

だから私は、怒りをモチベーションにして、介護を軸に色んな活動を行うことができています。


実は私の妻も介護士として働いています。妻は怒りっぽい私とは正反対の穏やかな人間です。高校を卒業して福祉の専門学校に入り、介護の仕事を自分の天職だと言って従事しています。１人息子を育てながらも仕事を継続し、一生介護の仕事を続けていきたい、と常に言っています。

そんな宮崎家のある日の会話を紹介します。


妻　「大きくなったらどんな仕事したいの?」

息子「消防士さん」（３歳の時から一切浮気しないで言い続けています。

現在小６）

妻「本当にかっこいい仕事だし、ママも応援してる。頑張ってね」
夫「もし、介護の仕事に就きたいって言ったらどうするの？」
妻「絶対にさせないようにする。何があっても阻止する」
夫「それが子どもの夢でも？」
妻「介護なんて夢で就く職業じゃない。こんな職業を夢だと言い出したら、その間違いを教えてあげるのが親の役目だから、絶対に阻止する」
夫「どうやって？」
妻「介護のお仕事っておじいちゃんとかおばあちゃんの下の世話をするんだけど、そんなことできる？」
息子「下の世話って何？」
妻「トイレ」
息子「学校のトイレ掃除もしたくないのに無理だ……」
妻「これでもう介護職は目指さない」

妻はデイサービスで働いています。私も市議会議員を務めながら、ケアマネジャーとして日々介護の仕事を担っています。つまり息子は両親ともに介護の仕事の給料で育っているわけですから、「介護報酬」で宮崎家は成り立っているわけです。さらに、妻は介護の仕事を自分の天職だと言っているにも関わらず、自分の子どもには介護の仕事はさせないと断言しています。ある意味凄い。でもこれは、世間でも同じなのではないでしょうか。

自分の子どもが介護の仕事に就くことを心から喜ぶ親は、限りなく少ないでしょう。

私は今までに、若い男性介護職員が「この仕事だと家族を養えないので、辞めます」と結婚と同時に辞めていく姿を、何度見送ったでしょうか。

私達介護職員は、これだけ残業して、これだけ毎日「誰かの生活」のために働きます。

それなのになぜ、大切な人を養うことができないのだろう。

なぜ、自分の生活は満たされないのだろう。

これっておかしくないだろうか……？

私達介護職は舐められています。
「何が舐められているんだろう」と感じる方もいると思います。
仕事は労働です。好きなことであれ、嫌いなことであれ、やりたいことであれ、やりたくないことであれ、仕事をしている時間は労働です。あなたは「何のため」に労働するのでしょうか。私にとって「何のため」に労働するかは、明確です。

家族を養うため。つまり、お金です。

ひと昔前の福祉の現場では、「介護の仕事」は想いだから、「お金」の話をするなと先輩から言われてきました。しかし、福祉と言えど営利企業がどんどん参入してきていることもあり、やっと「お金」の話ができるようになってきたと感じています。

私には私の人生があって、養いたい大切な人達がいるのに、満足のいく給料をもらえていない現実から目を背け、金よりも「想い」なんて……。そんな甘っちょろい考えでは、満足のいく生活もできないばかりか、大切な人達も養えないですから……。

あなたは「何のため」に働いていますか？

少なくとも、目的の一つにお金が挙がることは確実だと思います。

介護現場の賃金はきちんと評価されていないと強く感じています。

私の価値観においては、仕事で舐められている＝不適切な報酬です。

介護現場の人手不足は、低賃金が大きな要因の一つであるのは確実です。介護業界を変えるためにも、まずやるべきこととして処遇の改善が急務であるのは、誰の目から見ても明らかです。

自分の生活の豊かさなしに、誰かの生活の豊かさを実現できるのでしょうか。

これを読んでいるあなたは「怒り」が沸きませんか？

日本の平均年収は４３６万円です。それに対して介護現場の平均年収は３４０万円です。介護現場で一番年収が高いケアマネですら、３９０万円で平均賃金には及ばないのです。ちなみに千葉県船橋市の公務員の平均年収は６１０万円で介護現場のおよそ2倍となっています。

介護現場のみなさん、私達の仕事は平均賃金も貰えないような、そんな簡単な仕事でしょうか？

私達の仕事はもっと厚遇されて、認めていただけるような仕事だと思いませんか？

どんなにスキルアップしても、平均賃金を下回る職業に夢と希望がありますか？

自分の子どもが将来「介護の仕事がしたい」と言いだしたら、素直に喜べますか？

「介護」を選ぶなら、本当は医師になってほしいけど、そこまで高望みは現実的ではないから、看護師や理学療法士などの医療系に就いて欲しいって願いませんか？

十人十色の考え方があることはわかっています。私の考えを押しつけるつもりもありません。しかし、少なくとも私や、私の仲間は、このことに「怒り」を感じています。私達が感じている「怒り」を無くしたいのです。介護の仕事の待遇を上げていきたいのです。

介護保険は制度です。この制度を変えることができるのは政治です。介護現場から多くの仲間が声を上げることでしか、私達の未来を守ることはできません。社会的地位を上げることはできません。かつての医師や、看護師も、社会的地位が低いところから歴史は始まっています。そこから、当事者が声を上げ続けて、現在のような社会的地位まで高まった事実があります。

介護業界は、始まってからまだ20年。ここからではないでしょうか。

そこで私は、パンダになる事を決意しました。誰もが政治家になれるイメージができるように。私にできるのなら、誰でもできるだろうと。

政治に足を踏み入れる

私が介護の業界に飛び込んだとき、介護職として働き続ける限り、生涯かけて働いても平均年収に届くかわからない現実に「怒り」が沸きました。

その限界を作っているのが、介護保険制度であり、国や自治体によって左右されることを知りました。つまり、その領域に足を踏み入れないと、変えていけないのです。

だから私は、まず船橋市議会議員の立候補者に会いにいきました。その立候補者の後援会に入り、選挙とは何か、政治家とは何かを学びました。そして選挙に挑戦しました。一度目の選挙は負けましたが、二度目で勝つことができました。

しかし、自分が市議会議員になるだけでは、制度は変えられないのです。船橋市の介護の現場の声を届けられる立場にはなりましたが、市を超えて声を届けるのは難しいのです。声を増やさないと、声を大きくしないと、制度改正へはつながりません。だから私は、二度の選挙と現職の市議会議員としての経験を基に、ひとりでも多くの人を介護現場から政治に送り出すことを決めたのです。

全員ができる、政治への一歩

少しでも介護の仕事に「怒り」を感じているのなら、何か行動をしたいと感じているのなら、まずは政治家に会いに行ってください。政治家に会いに行くのはハードルが高いと感じる方は多いでしょう。しかし、勝手に崇め奉っているのは皆さんなのです。市区町村議会議員は地域住民の声を聞く、近しい存在なのです。理由はなんでもいいのです。「介護の現状を伝えたい」「どのような取り組みをしているのか教えて欲しい」。その地域でしっかり活動している政治家なら、絶対に会ってくれます。それでもハードルが高いと言う方は、一期目の一番若い政治家に連絡してみてください。「名刺交換したい」だけでもいいのです。それでも難しいという方は、ぜひこの本に出てくる5人に連絡してみてください。本を読んだと伝えてくれれば、誰もが喜んで時間を作ります。

次なる目標

私の目標は私が介護現場から地方議員を育てることです。

育てた議員には「あなたのことを目標に持ってもらえるような、政治に関心を持ってもらえるような、そんな人になることを目指して欲しい。介護現場から一人でも、政治家を出すことに力を惜しまないで欲しい」と伝えています。そうやって少しずつでも、地方議員が出てきて欲しい。そして、その中でも優秀な人が国会で、日本の政治のど真ん中で「なめんな」って叫んでほしい。

自分には残念ながら、国に行けるような才覚はありません。市議会議員を経験して、県議会議員や国会議員を間近で見たら、やっぱり特別な人達がやっていると感じます。市議会議員は、人々の暮らしに一番近い政治の現場です。人の3倍から5倍の努力をしたら、当選することはできます。自分がよい例です。でもこれ以上は、特別な星の方々の世界であることも感じています。努力だけでは乗り越えられないものがある。これは、しょうがない。でも、諦めたくないんです。だから、優秀な仲間がみんなの想いを乗せて、国に行って欲しいと切に願っています。

本当は自分でやりたいけど……。悔しいですが、仲間に夢を託します。そうやって思いを紡ぎ続けていれば、いずれこの「怒り」がなくなる日が来ると信じて、行動し続けます。

どうか、この声が届いてほしい。想いを乗せて市や県、国に行ってみようと奮い立ってくださる方が一人でも出ることを望んでいます。

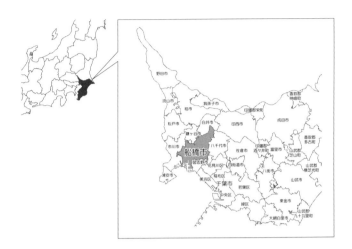

千葉県　船橋市

・船橋市

人口　64万4,778人　**面積**　85.62㎢　（2021年9月1日現在）

主な産業

船橋市は、中核都市としての便利さと自然の豊かさを併せもっています。農業や漁業が盛んで、梨、ニンジン、枝豆、小松菜、ホンビノス貝、スズキ、海苔など全国に誇れる特産品が沢山あります。

・船橋市議会

議員定数　50名

報酬　61万3000円／月額

政務活動費　月8万円

男女比　男性37名・女性12名　計49名

年齢　33～77歳まで　**平均年齢**　52.86歳

平成31年船橋市議会議員一般選挙投票率　34.34%

（2021年5月24日付）

人生は楽しさでいっぱい

ー三楽創造ー

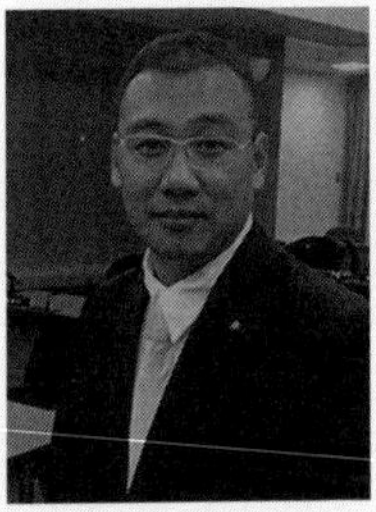

現役ケアマネジャー
東かがわ市議会議員
山口 だいすけ

香川県
東かがわ市

初めまして、山口だいすけです。妻と3人の娘、譲渡を受けた犬1匹と猫2匹。すぐ近所には実の両親。これが私の家族です。これまで老人保健施設の支援相談員を6年、妻と二人で開設した独立型居宅介護支援事業所で17年ケアマネジャーとして仕事をしてきました。２０１５年に市議会議員に立候補し、初当選。現在2期目となりました。

現役のケアマネジャーとして活動していますが、実はまだ取り組んでいる事業がいっぱいあります。一時期は職業不詳と言われた私のことを少しお話させてください。

中国武術の団体を運営

NPO法人日本香川精武体育会　前理事長

趣味で始めた中国武術。全国大会に出場したこともあります。選手を引退したのちに仲間と一緒に皆が夢を叶えられる団体を作ろうと話し合い設立。今年で16年目を迎えました。今では香川県内で200名を超す会員が集まる団体になりました。現在指導者を引退し組織運営を中心に活動していますが、任意団体からNPO法人への認証。本場中国で100年以上の歴史を持つ世界中で活動する団体に外国人が作る団体として初めて正式加盟するなど活動の場を世界中に広げていきます。

誰かがわくわくする夢を語ったら、みんなで形にしていく。

カンフーを通じて素晴らしい仲間達に出会えました。

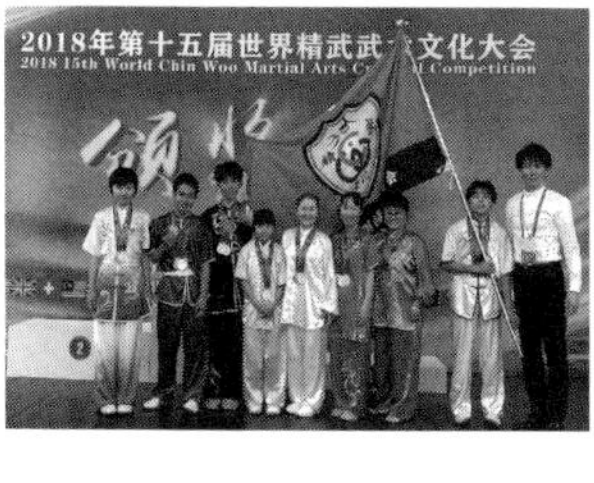

バルーンアーティストだいすけ

とらまるバルーン　代表

子どもと遊ぼうと始めたバルーンアート。もともと趣味だったはずなのに、気がつけばステージでショーをしたり、会場でバルーンアートを作って配る大道芸人としてさまざまなイベントにも参加するようになりました。主に香川県を中心に活動してますが、京都で開催されたイベントのレセプションでのバルーンショーや、中国武術世界大会の会場においてステージショーや同じ会場でのバルーン配りなど海外での活動実績もあります。

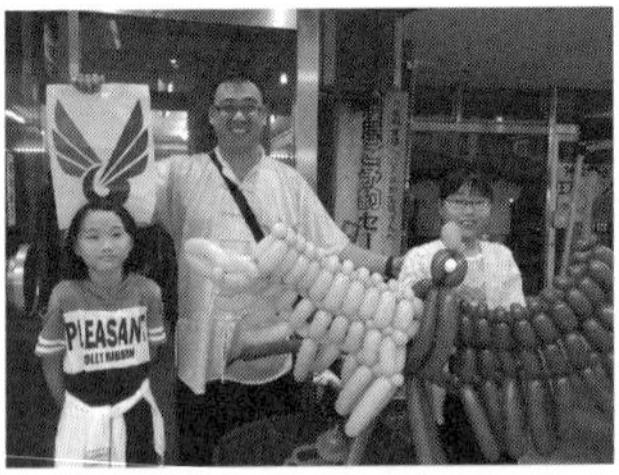

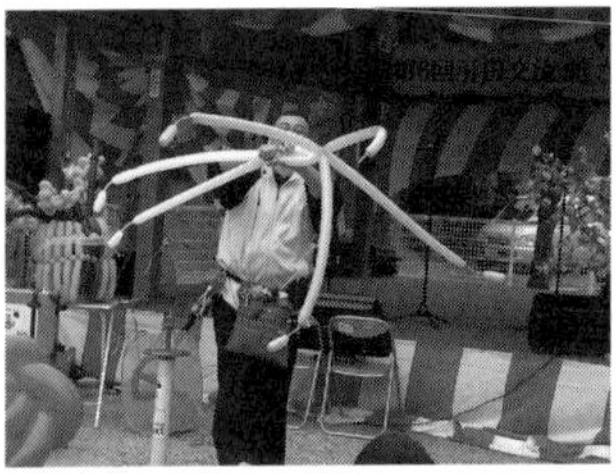

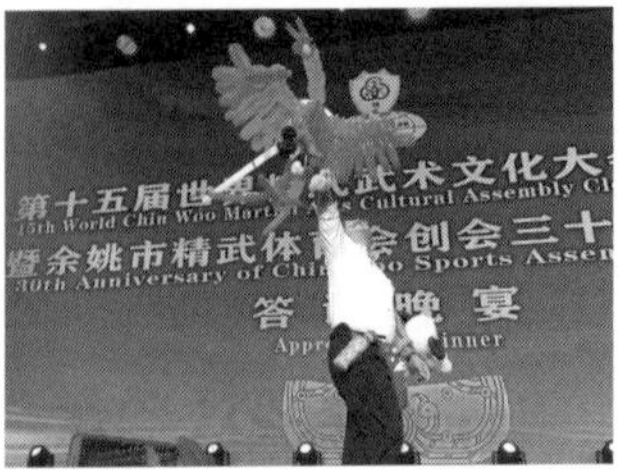

プレゼンテーションの指導者として

ケアマネジャーのアセスメント力、第10回セミナーコンテスト高松優勝の経験を活かし、プレゼンテーションの指導も行っています。自己紹介の作り方、プレゼンテーションの構成、身振り手振りなどのアクション、自分でも気がついていない伝えたい思いを言語化するなど、ニーズによってさまざまな指導を行います。これまで、平成30年国土交通省国土技術研究会ポスターセッション部門全国大会での優勝。全国５０８チームで競い合った未来国会２０２０において県大会優勝、全国大会で4位などの指導実績があります。

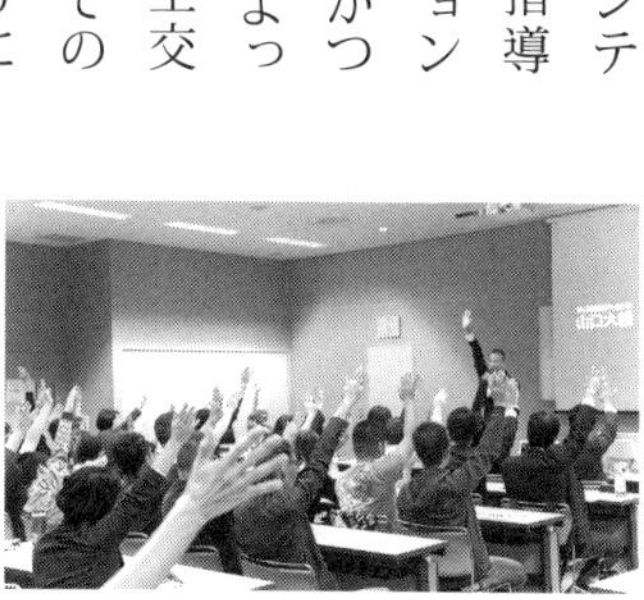

この他にも、しあわせづくり講師団に所属して人権についての講演活動。個性心理學®認定講師・認定カウンセラー、武術や介護を通し体の仕組みに興味を持ち取得した整体師など「どれが本職か」と言われるくらいの活動に取り組んできました。

座右の銘は「三楽創造～自分が楽しく、みんなが楽しく、未来が楽しい～」です。限りある人生を楽しく過ごそうと考え、何事も自分が楽しく思い取り組んでいく。その結果周りの仲間にも笑顔が生まれる。自分達がその活動を辞めた後も、笑顔が連鎖し続けていく。毎日が遊園地という思いで楽しく人生を歩んでいます。

こう書くと、僕のことを昔からよくできていた子だったと思う人が多いかもしれません。

でも実は中学までいじめられてたんです。

辛い幼少期

いじめから対人恐怖症へ

学校に行くと机の上に花瓶があり「さようなら」と書かれている。声をかけても誰も返事をしてくれない。すれ違いざまに殴られる。でもその瞬間泣きながら思う。「ああ無視されるより殴られる方がましだな」

中学まで長い間いじめを受け続けてきました。葬式ごっこや集団無視、暴力暴言、物を隠されるから始まり集団リンチなどあらゆるいじめを経験しました。当時はネットが普及していなかったけど今だったらＳＮＳでのいじめも受けていたでしょうね。学校は好きだったけど休み時間になるとお腹が痛くなって体がこわばってくる。そんな僕の居場所はいつも図書室でした。本を読んでいる間だけすべてを忘れられる。本の中が本当の世界で、今いる世界が違う世界なんだ。目を閉じて開けたら本当の世界（本の世界）の中にいたらいいのに……いつしか僕は人の目を見て話をすることができなくなっていました。

中学２年の時、担任の先生が親を呼び出しこう言いました。「このままでは息子さんは人と関わることができなくなります。親御さんも意識して外へ連れ出してください」

この頃の僕はよく自殺することを考えていました。

いじめからの脱出、新たな取り組み

僕がいじめから脱出することができた3つのきっかけとなった「承認、信用、変化」を、僕は3つのスイッチと呼んでいます。このテーマは何度も講演しているので、興味がある人はぜひ講師として呼んでください。いじめから抜け出すためのスイッチを押すためのノウハウ。このスイッチを押した後に必ず現れるある問題行動の解決方法をお伝えしにいきたいと思います。（営業です。オファー待ってます（笑））

いじめから抜け出したとき、過去を振り返りました。その時一番強く感じたことは、自分は何もできないと思っていたこと。何よりも自分は誰の役にも立たない人間だと思っていたことでした。実は小学校から中学校までの記憶があまりありません。いじめられた記憶はあるんですが、その他のことをほとんど覚えていないんです。おそらく記憶の底に封印しているんでしょうね。この経験をしたからこそ、僕は人のために何かをすることで、自分はこの世にいてもいいんだと思えるようになりました。そして失った記憶を新たな体験で埋めていきたい。こう考えるようになりました。僕が仕事として福祉の道を選んだことはまさに必然だったと思います。

仕事を超えたところから福祉が始まる

サラリーマン介護職

福祉学科のある大学を卒業して選んだ道が地元の老人保健施設でした。そこで相談員として働きながら数多くのことを学びました。

理事長からは先を見る視点。例えばデイサービスの利用者さんが休んだ場合、普通なら休んだという報告だけで終わります。でも理事長からは一人休むことで経営にどういった影響が出るかなど、常に上の職種の目線を意識するよう指導されていました。当時は面倒くさいと思っていましたが、後に独立したときに最高のアドバイスを受けていたことに気づきました。

介護保険導入直前に上司が退職し、私と栄養士さん２名で施設を運営したのもいい経験です。この他にもＩＳＯ　９００１取得や、雑務のすべてを経験したことから、無意識に異なる視点で物事を考える習慣がついたといえます。

そして施設の入所者さんから「いつかやろうと思っていたらできなくなった。やろうと思ったときにしておかないと後悔するぞ」と言う教えをいただきました。介護保険前は元気な入所者さんも多く、人生の先輩からいろいろ学ぶことができました。

独立型居宅介護支援事業所の設立

満足していた施設時代でしたが、どうしても制度の中で縛られるのが窮屈になってきました。もっと早く相談ができていたら、業務にはないがこれができればもっとその人らしい生活が送られるはずなのに……。ケアマネの資格を取得した瞬間僕は独立を決意しました。そのとき僕の心の中にあった思いは「本当の福祉は仕事を超えたその先にある」と言うものでした。

その後、妻と2人で事業所を開設。世間で困難事例と呼ばれるケースを中心に対応ができる事業所として働き続けてきました。身寄りがいない利用者さんの場合、死後の対応を一緒に話し合いケアプランに位置づけしました。亡くなる場所、その後の対応なども計画。亡くなる直前に、実は……とご家族がいることを教えてもらい、そこからご家族と相談を開始しました。いろいろあり、ご家族の気持ちが落ち着くまでということで、最後は遺骨を預かり、1年後実家にお届けに行ったこともあります。

自分に何ができるのか。それを考えながら活動し続けた日々でしたが、どうしてもうまくできない壁にぶつかり、思うようにできなくなりました。それが「行政の無理解」と言う大きな壁でした。

やると決めたら前しか見ない！気がつけば立候補

挑戦を決意した理由

介護保険は国の法律で動いていますが、その対応は県や地方自治体の判断に委ねられています。そのため担当者が変わるたびに解釈が変わったり、できるできないが変わることもよくみられました。それに対して苦情を言っても僕達業者は相手にされません。それは僕達の後ろで困っているのが利用者さん達だと言うことを理解してくれていないからだと感じていました。それでも何度も話に行ったとき、こんな言葉を言われました。「私達は実地指導できるんですよ」もう現場から福祉を変えることはできない。そう感じた瞬間でした。

県の指導も厳しくなり、研修で「あなた達ひよこちゃんは、こんな計画でお金をもらおうとしているんですか」と言いだす職員も出てきました。僕達が厳しくされるのは仕方がない。でもその先で苦しんでいる利用者さんを誰が助けるのか。そう考え政治家にも相談にいきましたが、親切に聞いてくれても結局変わることはありませんでした。

優しさだけでは改革はできない。本当に現場を理解している人が政治の場で話してくれない限り変わらない。誰かいないのか……。そんな時、ある人が声をかけてきました。「もう山口さんが政治家になればいいのに」。その瞬間、気づいてしまったんです。「そうだ、自分がやればいいんだ」と。ここからすべてが動き始めました。

あえて無会派を選ぶ

初めての選挙で当選した翌日、当選証書授与式に行った日のことでした。帰り際、議会事務局より「会派に入るかどうか今日中に決めてください」と案内がありました。政党が関係している人は既に入る会派を決めているみたいでしたが、無所属の僕は会派に入るメリットもデメリットもわかりません。そんな時ひとつの会派が僕を誘いにきました。その時言われた言葉は今でも忘れることができません。

「何かわからないことがあれば職員に尋ねることがあるだろう。自分より若い職員に頭を下げたくないだろうから会派に入ると会派から聞けるぞ」

この瞬間、僕は迷うことなく無会派を選びました。

それから2年間、無会派時代を過ごしました。幸い、東かがわ市議会は会派による代表質問もなく、委員会への所属制限もなかったことから大きなデメリットはありませんでした。それでも会派には事前に周知されている議案情報や議会日程も直前まで知らされず、大きな案件は僕達が知った時には、既に方向性が決まった後ということも数多くありました。自分が積極的に取り組んでいる案件についても初めは効果的な調べ方がわからず、またひとりでいるため、取り組んでいる案件以外の情報も入りにくいというデメリットは確かに存在しました。ただ会派の考え方や過去の慣例に捉われることなく、議会に対する考え方や一般質問の作り方、SNSを使った広報活動などに自由に取り組むことができたのは、今となってみれば活動の軸を作るうえで貴重な時間となっています。

今では会派に入り仲間と一緒に活動していますが、賛否を合わすという考え方ではなく、納得いくまで議論し合う、お互いに足りないところを支え合いながら一緒に行動していく会派を目指しています。また同じ会派に所属していなくても新人が同じ思いで苦労しなくてもすむよう、会派を超えてアドバイスをするように心がけています。

一言コラム 「会派」

議会の中で政治上の政策・主義・目的などを共有する議員が集まって作る団体のことです。自治体によってさまざまな権利や政務活動費と呼ばれる予算を有する場合もあります。

議員として目指すゴール

地域の方や先輩議員からよく言われるのが、「60歳までまだ20年近くもある。それからもできるので何期でもできるね」と言う言葉です。議員になるのがゴールなら「ハイ」って言えるのかな？　でも僕にとって議員とは、目指すべきゴールではなく、思いを実現させるための手段・ツールだと考えています。政策を叶えたくてもひとりですべて変えることはできません。だから大切なのは同じように問題に向かっていく仲間を作ること。そして自分が去った後も同じ思いで取り組んでくれる次の世代を作り育てることなんです。

僕の議員として目指すゴールは、小学生高学年将来の夢第1位に「議員または市長」という目標が入ること、そして被選挙権の引き下げの2点です。そのためには子ども達や保護者に対して、かっこいい大人の背中を見せること。そしてやってみたいと思えるような仕事をしていく必要があります。政策の実現はそれ自体が目標ではなく、その先に自分達もやってみたい、夢を叶え、課題を解決できる大人になりたいと感じてもらう手段なのだと私は思います。

これからも議員の仕事が楽しく、誇りが持てる仕事だと知ってもらうため、普段の取り組みだけにとどまらず、広報活動をしっかり行い情報発信に努めていきたいと思います。

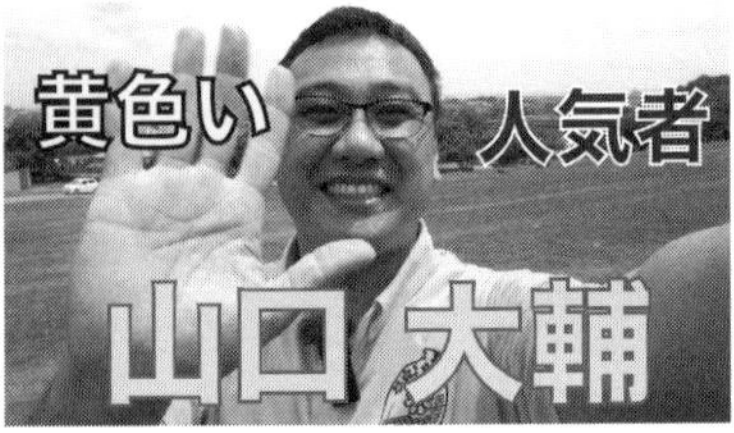

自己紹介動画 YouTube
https://www.youtube.com/watch?v=Ada9uQt9FQE

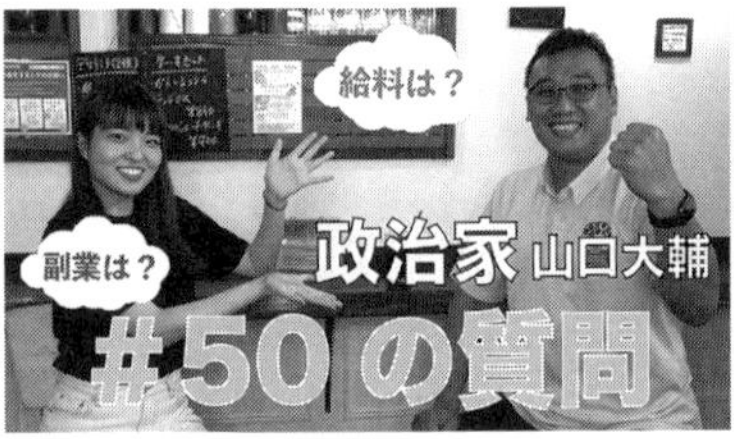

50 の質問動画 YouTube
https://www.youtube.com/watch?v=WUOH8mreiWM

moviE
ふぁくとりぃ

撮影協力：moviE ふぁくとりぃ
https://peraichi.com/landing_pages/view/moviefactory/

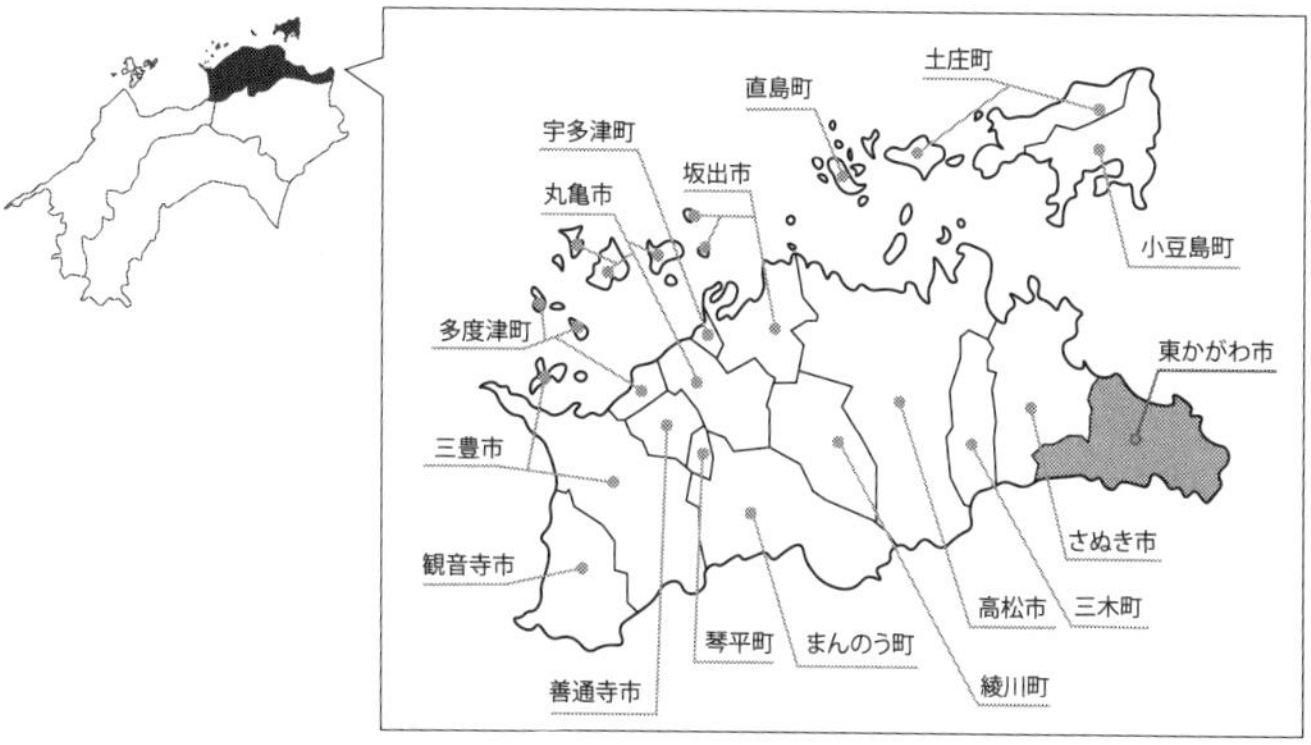

香川県　東かがわ市

・東かがわ市

人口　2万9,205人　**面積**　152㎢　（2021年10月1日現在）

主な産業

農業・縫製業（日本最大の手袋の産地で、生産量は全国の約90%を占めています）。その他、ハマチの養殖発祥の地であり、日本で唯一の人形劇の劇場などがあります。

・東かがわ市議会

議員定数　18名　**報酬**　40万円／月額

政務活動費　なし（旅費交通費実費として年間20万円）

男女比　男性15人・女性3人

（2021年9月付）

つながるのその先へ

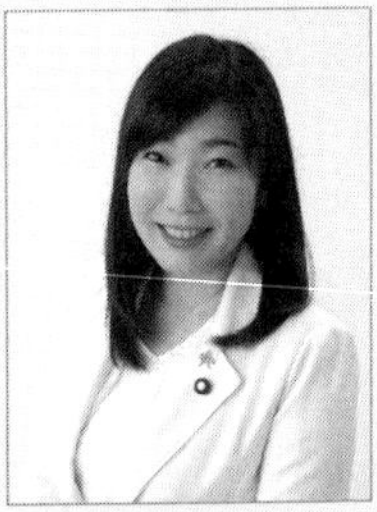

現役ケアマネジャー
岐阜県白川町議会議員
梅田 みつよ

皆様こんにちは。現役ケアマネジャーで町議会議員の梅田みつよです。

この本を手に取った「あなた」はラッキーです。過去、現在、未来も医療介護福祉の仕事に携わり、そして常々その境遇に「何がしかの思い」を持っている。そんな皆様ではないでしょうか。この本は「私も議員に立候補しよう」または「政治に関わろう」そう思わずにはいられなくなる1冊です。ここでは、私の六つの人生の珍道中を一緒に体感しながら、あなたに勇気を与えられたら最高です。必ずその決断が未来を変える力になります。共に語り合える日を、心からお待ちしています。それでは早速、まいりましょう！

岐阜県 白川町
美濃白川茶畑

人生の第二ステージ

闇からの脱却

娘は生まれつき体が弱かった。真っ暗闇な心の中で、ひっそりと闘病生活を送っていた。医療的ケア児、病児保育、ここにそんなものはない。世界は別の所で動いていて私には関係ない。24時間娘の寝息がアラーム代わり。寝息がおかしい時は抱き寄せて夜を明かした。気がつけば同級生や友人家族とも疎遠になり、テレビの音や明るささえ億劫になった。今あるのは、ここにいる娘とどう生きるかだ。ひたすら過ぎる毎日は、いつが朝でいつが夜なのかわからない。私の毎日のミッションは寝てはいけないことだ。極限まで追い込まれる毎日、ふと、娘を連れて死んだら楽になるかも。当時の私は人を寄せ付けなかった。今思えば、周囲は相当気を遣ってくれていたに違いないが、私の心へは響かなかった。上辺だけの関係など必要ない。政治や行政など、何の助けにもならない。生きることの意味すらわからず、いつでも死ねると思った。病院と自宅の二重生活で家計も赤字。こんな状況下で生きるのは私だけで充分だ。その頃の私の夢は一日ゆっくり寝てみたい、そんな些細なことだ。大事な娘であってもその緊張感からほんの少しでいいから解放されたいと思った。きっと同じ経験をした人はうなずける気持ちだと思う。手を差し伸べてほしいと思っても、どこをどう説明したらいいかわからない。制度を調べる余裕なんてない。結局は自分で抱え込まなくてはならない。それが今の社会の仕組みではないだろうか。

閉鎖的な日々が続き自分の心も体も辛くなった。ついにある日、思い立って娘を抱いて施設の門を叩いた。そしたら偉い人が出てきて優しく言う。

「あやちゃんのお母さん、うちでは預かれないの、ごめんね」

世の中こんなものかな。弱者はこうやって世の中から見放されていくんだ。目の前がかすんで見えなくなりながら、施設をあとにした。

数年の月日が経ち、思いは叶うことなく終りを迎えた。棺の前。私は娘の命の十字架を背負って生きることになった。ゆっくり眠れるようになったはずなのに、今度は激しい孤独と孤立に苛まれた。生きることがこんなに辛くて苦しい。私はいつしか感情を押し殺すことを覚え無機質になった。生きているのか死んでいるのか自分で自分がわからない。心が迷子になっていた。

そんな状態で半年が経った頃、看護師のN先輩から一本の電話がかかってきた。

「うめちゃん！　出ておいで！」

人生の第二ステージ

娘からのプレゼント

先輩に誘われるがまま面接に行った。体力がなかったので3時間程度のアルバイトからスタートした。久しぶりの病院の匂いや器具に一抹の懐かしさを感じた。白衣に身を包むと心なしかシャキッとした。ブランクはあったが注射器さばきもそこそこ。私はここで再び社会生活のスタートを切った。患者さんとのたわいのない会話が私を助けた。こんなに生きることが身近にあったかと、私の人生に多くの人が関わり助けてもらってきたことも改めて思い返した。何より荒みきった自分の心の醜さを思い知った。私は生きることを諦めかけたが、こうしている日々も悪くないと思った。周囲を見る余裕ができてきたとき、自分が独りよがりで多くの人を傷つけてきたことも理解した。親になって初めてわかる親の気持ち。親より先に死ねないと思った。一方で、毎日厚化粧をした。特に頑張ったのはアイメイク。泣きたくても泣けなくなるからだ。

　そして、いつしか地域医療に携わることの誇らしさを感じるようになった。あれほどやる気を失ったのに、さまざまな患者さんが目の前を通り過ぎていくにつれ「生きる」ということを感じずにはいられなかった。「生きているだけで儲けもん」って誰かが言ってたな。何か違和感があることに気がついた。どこか以前の自分ではなくなっているような、人を見る視点が変わったような、そう世の中が違って見えるようになっていた。そして、人の深い思いを感じ取れるようになっていた。これは錯覚ではない。

　このセンサー、これは、娘にもらったプレゼント！

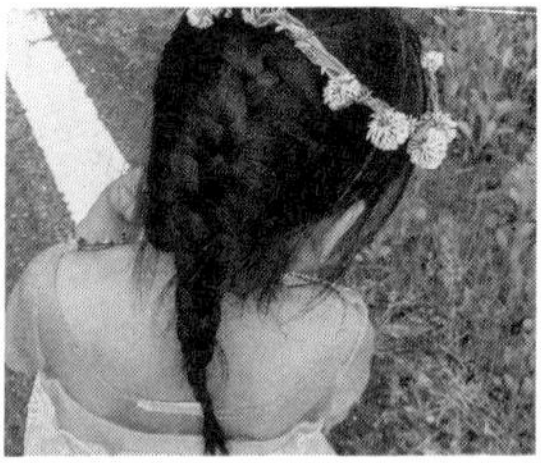

人生の第三ステージ
未知のステージへ

現実は甘くない。生活費がない。ぼんやり人生にひたっている暇もない。お世話になった病院のパートを辞め、自宅からほど近い特別養護老人ホームへ正社員として就職した。そこでいよいよ私は「介護」に出会うことになった。ここが人生の終末を送る場所か。複雑な心境になった。正直戸惑った。目の前には、うろうろする人、同じ話を繰り返す人、引っ掻く人、怒る人、亡くなる人。私の人生の何倍も生きてきた人達が、さまざまな理由でここにいる。これまでの知識や経験は何だったんだ。医療とは全く違う視点で、スイスイと介助をするケアワーカーさん達。ちょっと熱があるのにお風呂に入れちゃうってどうゆうこと？ナースは何をすればいいの？　ドクターに頼りたいけどそこにはいない。模索の日々。これはもういっそ介護福祉を勉強するしかない。わずかな資金をやりくりして介護の門を叩く。

やがて介護福祉士を取得した。

経験を重ね、少しずつ看護と介護のバランスを理解していった。そして色々あったが自分自身のことも同時に見つめ直し、人生の整理をした。この時も、家族や周囲の同僚や利用者の皆様に助けられた。

月日は経ち、新たな出会いがあった。それが当時の施設長のI氏だ。ある日、いつも通り出勤したところで施設長室に呼ばれた。反射的に叱られる！　と思った。違反もしていないのにパトカーを発見した時のような心境だ。施設長はニコニコしながら「あなたを介護長に任命します」「はい！？」私の耳もついにおかしくなった。介護長と言えば、看護部介護部統括リーダーだ。「わ、私は、そのような経験ありません！」。再び施設長はニコニコして「あなた根性あるから」。

「ええっ！？」

これは大変。未知のステージに突入！

人生の第四ステージ

父が政治を引退する

まさかの介護長の任命を受け、配属先は某地域。私は39歳で管理職となった。現場にも緊張が走った。当然だ「ド」の付く素人の管理職が来たのだから本当に申し訳ない。１００床規模の特別養護老人ホーム。まず手始めに頑張ったのは施設で迷子になることから。当時の私は、施設長の見込み通り「根性」はあった。が、それしかなかった。一から、いや、マイナスからのスタート。毎日、寝る時間を惜しんで昼も夜もがむしゃらにやってみた。歯を食いしばって折れた。肺炎で倒れた。人事で失敗した。信頼を失墜した。ロッカーを壊された。靴箱に針を頂戴した。無念に終わることもあった。そんな中で、私は唯一恵まれたこと、それは上司の存在であり同僚の存在だ。その存在は、ここぞという窮地を何度も助けてくれた。そんな中、同僚が私につけたあだ名は「こなきじじい」略して「こなき」。なんでやねん！　そんなばかなと思ったが、やると決めたらやる方針を貫くから重いのだとか。失敗しない人は何もしない人。失敗はやった結果。諦めない限り失敗はない。色んな言葉が頭の中にループする。私はどこにでもある介護をしたいんじゃなくて、職員の一人ひとりが人として大切で必要なことを身につけてほしかった。やがて拘束ゼロ、いつしか部屋からセンサーマットが消え、転倒や骨折・救急搬送は激減した。当然現場には無理をさせ要求も高く何度も衝突したが、最後は職員本人が自分のためだとわかってくれてからの成長は凄かった。N院長にも相当なご苦労をかけた。当時の関係者すべてが私の戦友だ。勝手にそう思わせてほしい。私は、肉親の死にゆく様を自身が体験したからこそ、適当に老衰を待つのではなく、最後の息が切れる時まで最高のプロの技を惜しみなく出し続けられる、そんな現場にしたかった。だから「看取り」に力を入れた。人生の最終章はひとり残さず幸せな死を遂げていただくことだ、と信じて止まなかった。抜本的に勤務体制のすべてを見直し、いわゆる上司にたてつくということもした。病院側に無理と言われても何度も交渉を重ね、組織からは非難されても尚且つ進

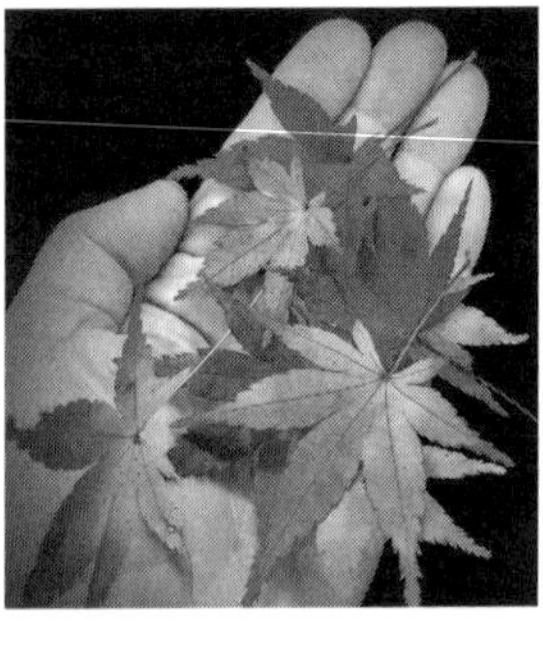

み続けた。これが私のみせた「プライド」だ。会社にとっては迷惑だったと思うが、大真面目に言わせてもらいたい。医療と福祉の脆弱な地域で特養を運営するということは、そのくらいの覚悟と勇気が必要ということだ。私は不思議と自分の見る方向に間違いはないと確信していた。絶対やるしかないと思ったし、それを本当に現実化した。ご利用者様、ご家族様と、同僚と、何度も一緒に泣いたり笑ったり、時間には絶え間がなかった。

その「看取り介護」は軌道に乗った。同じ頃、施設の赤字は黒字に転換した。

そんなある日、父が「そろそろ引退する」と発言した。それはつまり、政治家を引退するという意味だ。よくよく見渡してみたら、私の地元は少子高齢化の大津波を受けて大ピンチではないか。

私は迷わなかった。「私やるよ！」そう心で呟いた。そう、勝手にだ。

人生の第五ステージ
出来損ないが人のため

そうこうしている内に、父の引退のカウントダウンが始まる。私は後継者に惜しみなくすべてを引き継ぎ、そして組織に「大変お世話になりました。議員になるため退職します」と、退職届を置いて施設をあとにした。無茶苦茶だ。なれるかどうかもわからないのに、私っておめでたい。

そうして地元に戻った私は、心機一転、新たな門を叩いた。お次の門は「政治塾」。塾には現職政治家、政治家を目指す者、青年実業家、大変優秀な大学を卒業されたような方々ばかり。そして目の前に現れるその人は、テレビで見たことがある人だ。

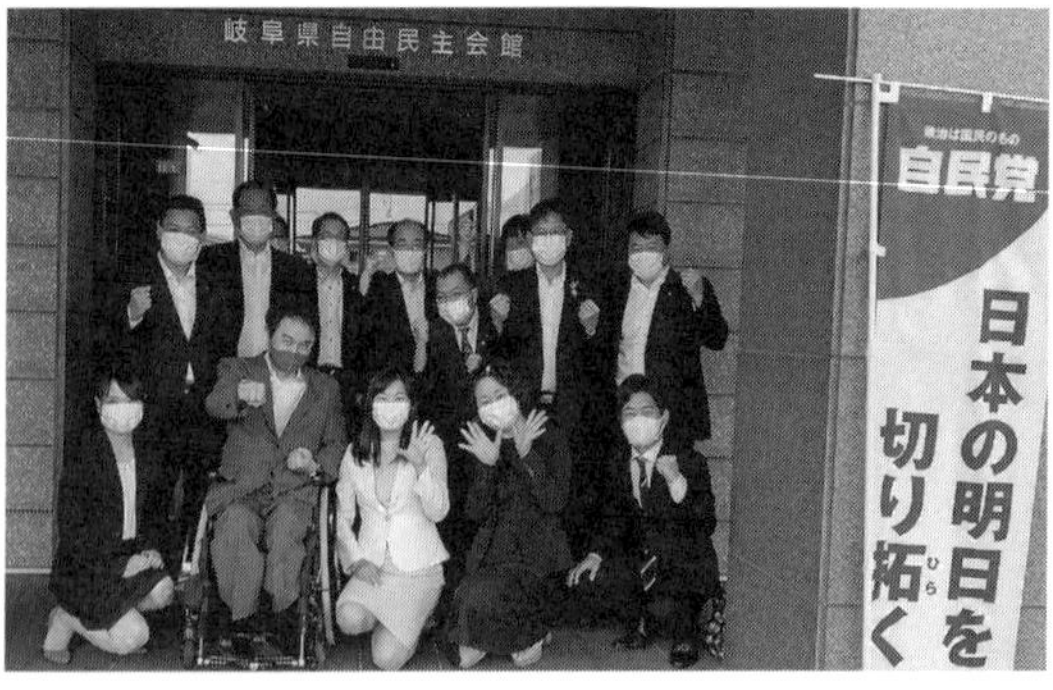

うーん、私はとんでもなく場違いな所に来た。経歴はまるで地下室。人前で政治を語れるようなものは何もない。私にあるのは「根性」と医療と介護の「経験」だけ。

そして、地元で働き先も見つけた。施設長は現場出身の大ベテランで頼もしい。相談の結果、選んだ職種はケアマネジャー。そう、これなら議員活動と両立できると思ったからだ。相変わらずポジティブだ。理事長や上司や同僚に、多大な迷惑をかけながら、それは進んでいった。

私は父の思いを引き継ぐ覚悟があった。町民の豊かな暮らしを実現するために。そんな町づくりを目指した父を尊敬していた。私自身も生きることを学んできたからこそ決意した次のステージは町政。安穏な暮らしの実現。そうした社会の仕組みづくりがしたい。そして「人間の生きる」を助ける業はもっと尊重されるべきだ。そう強く思った。

私は娘の十字架を背負って生きている。今年成人式だったんだけどなあ。ある人が「幼くして逝った我が子は、この世が無常なることを教えるために生まれそして死んだ仏様」と教えてくれた。娘の命日は偶然にもお釈迦様の誕生日。なぜ生きているのか学べということかな。仏教には心をズキューンと打たれる説法がいくつかあるが、衝撃の一説をご紹介すると「自分の撒いた種は自分で刈り取る＝人生は自業自得」「悪因悪果・善因善果」ということらしい。私は褒められるようなことは何もない。子どもにも先立たれ、もうダメダメ人生。だけど、諦めない。

さぁ、この「出来損ない」が「人のため」。

人生の第六ステージ

スタート地点に立つ

親族に土下座。状況はこうだ。負けてもいいから出たいと訴える私。負けるだけだからやめておけ、という親族。当然だ。一方で、私の背中を押してくれる仲間達が日夜駆けつけてくれた。「頑張れ！行け！」とエールをくれた。しかし、現実はお荷物。

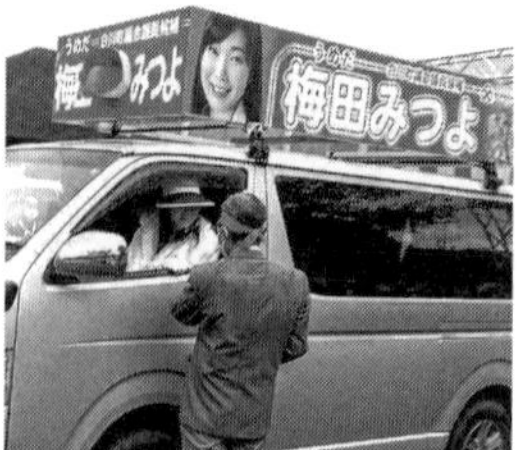

そりゃそうだ。知名度ゼロで壊滅的。いよいよピンチだ、と思ったそのとき！奇跡が起きた。この出来損ないに、後援会会長を引き受けてくれる人が現れるという奇跡が。その人は地元で唯一無二の存在を誇る人物K氏だ。皆に愛され信頼されている。誰しも私ではなく、その人が議員になって欲しかった人だ。こんな自分で申し訳ないと思いつつ、その思いに応えたいと思った。この状況、夢かなと思った。いや夢でなくてよかった。参謀を引き受けてくれる人も現れ、親族はようやく私の決意を受け入れてくれた。苦しい思いをさせることは重々承知だが、諦めることは私の中にある「根性」によってできなかった。

あっという間に時は満ち、まずは事務所開き。神主の同級生I氏に神事をしてもらった。緊張しながら後ろを振り返ると、戦友の姿。泣くのはまだ早いと笑われた。

そして、出馬の日。最初の個人演説会は6人。よかったゼロじゃなくて。しかし「おまえさんのことは知らない。何で出るの?」とご意見を頂戴し、しょんぼりした。下を向いている私に幼なじみM子は「みっちゃんならやれるって」、C子は「頑張ろうね」と励まし心を救ってくれた。

幼い頃からお世話になった地元のおじさまやおばさまは心配して事務所を覗いてくれた。あんたのことは任せんさい！　と言わんばかりの勢いで切り盛りしてくれた。出来損ないだから多くの人が助けてくれる。うん、出来損ないも悪くない！　俄然やる気が湧いた。

でも、選挙カーの中で目が開けられないこともあった。知名度ゼロの悲しさだ。どこに行っても「おまえのことは知らん」と言われるのだから。真夏なのに心が凍る。そんな、もがきあがく私を、後援会会長はよく見ていた。私に静かに言う。

「落選したら私のせいだ。当選したらおまえの力だ」と。

そんなばかな。私に力がないのに決まっている。絶対会長のせいにはしない！

連日事務所には国会議員の方々、県会議員の方々、各地域の代表の議員の先輩方、車いすで応援にきてくれる仲間。可能性を見つけてくれた施設長Ｉ氏、

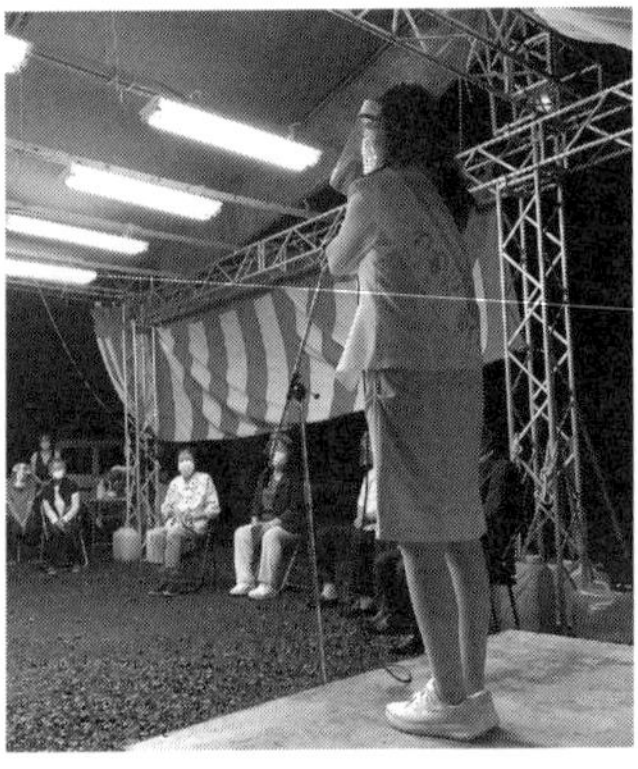

管理職の極意を教えてくれたA氏、介護福祉士会のT会長、多くの人達が駆けつけてくれた。私の選挙事務所の大きな特徴は介護福祉に携わる仲間達がいつもいることだ。もう頑張らずにはいられない。

そして、選挙戦最終日の決起大会もミラクルが起きた。そこにいたのはなんと地元の重鎮の人達だ。目をこすって確認したけど、うれしすぎて目が霞む。会は進行した。同僚のJ子らが次々に力とエールをくれ無事に選挙戦の最終日を迎えた。

いよいよ投票日。結果が全く読めない。「候補者は当確が出てから現れるもんだ」と助言してくれるY先輩議員に「てへっ」と笑いながら、ちゃっかりみんなと事務所で待機した。小さいどよめきから、最後は事務所に「オオ！」の声が響いた。私に奇跡が起きた！「当選バンザーイ！」

ついに私はスタート地点に立った！

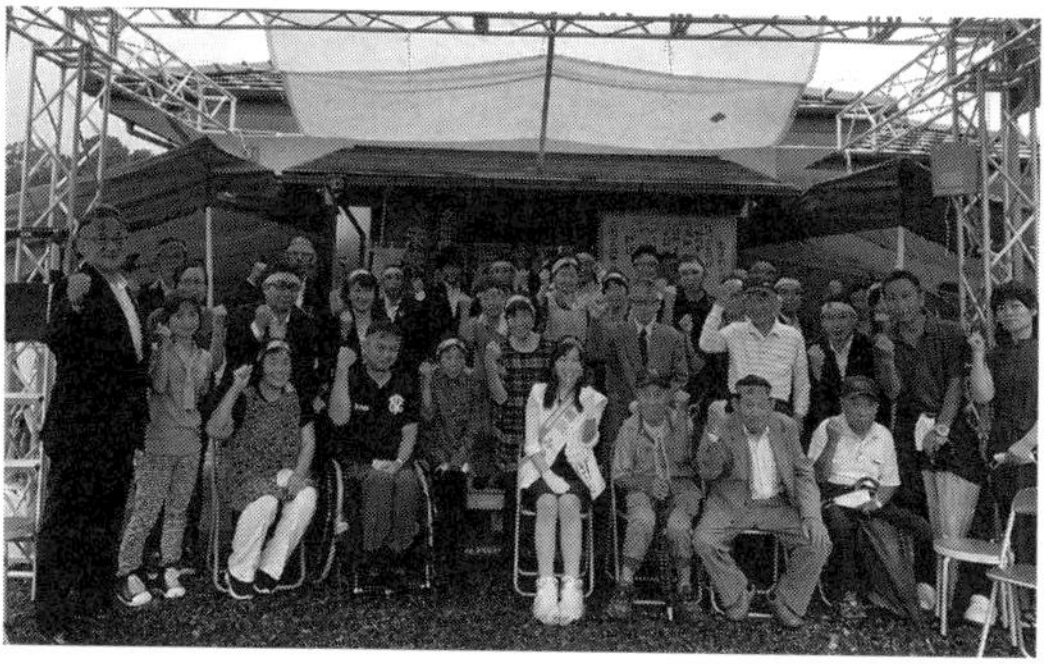

そうして、人生珍道中のこの私が、議員として誕生した訳です。何からしていいかわからず、まず経験者であり先輩でもある父に相談。

私「これってどういう意味?」父「やりゃわかる」

私「これってどういう行事?」父「行きゃわかる」

そんなこんなで、2期目に突入しました。そんな私の人生を「人生塞翁が馬ね!」と表現し、笑って飛ばせる母は強し。やっぱり母には敵わない。

さて、当選すると平等にいただける「議員バッチ」を付けて登庁。先輩や同僚の議員にドキドキ。議場に立った所で、おやっ、ここに介護福祉のプロはいないじゃないかと我に返る。これじゃいつまで経ってもこの業界は日の目を見ないのでは。

そこで、保健医療福祉のトライアングルの要のひとつ「福祉に携わる皆様」に、声を大にして言いたいです。言わなきゃ伝わりません。政治に無関心なこと、ダメですよ! まず投票に行かないうちは、自分達の置かれた状況を変えることはできません。関心を持って「その人」を選びましょう。もし選ぶ人がいなかったら自分が出るしかないんです。「どうしたいか」「どんな方向に向かいたいか」

それは、自分自身に答えがあります。私のような者でも、議員になれるということを証明できました。これだけでも皆さんに勇気と希望が与えられたと思います。

さぁ！　未来の「新しい生きる形」を一緒に見い出していきましょう。できるだけ早くです。この本を読んだ、そこの「あなた」。そう「あなた！」ですよ。もう動かずにはいられなくなったはずです。人生は一度きり。皆さん！　勇気を持って一歩踏み出しましょう。立候補の仕方、選挙のやり方、わからないことは私達５人にいつでもどんどん聞いてください。

いつか、決断した「あなた」にお会いできることを楽しみにしています。

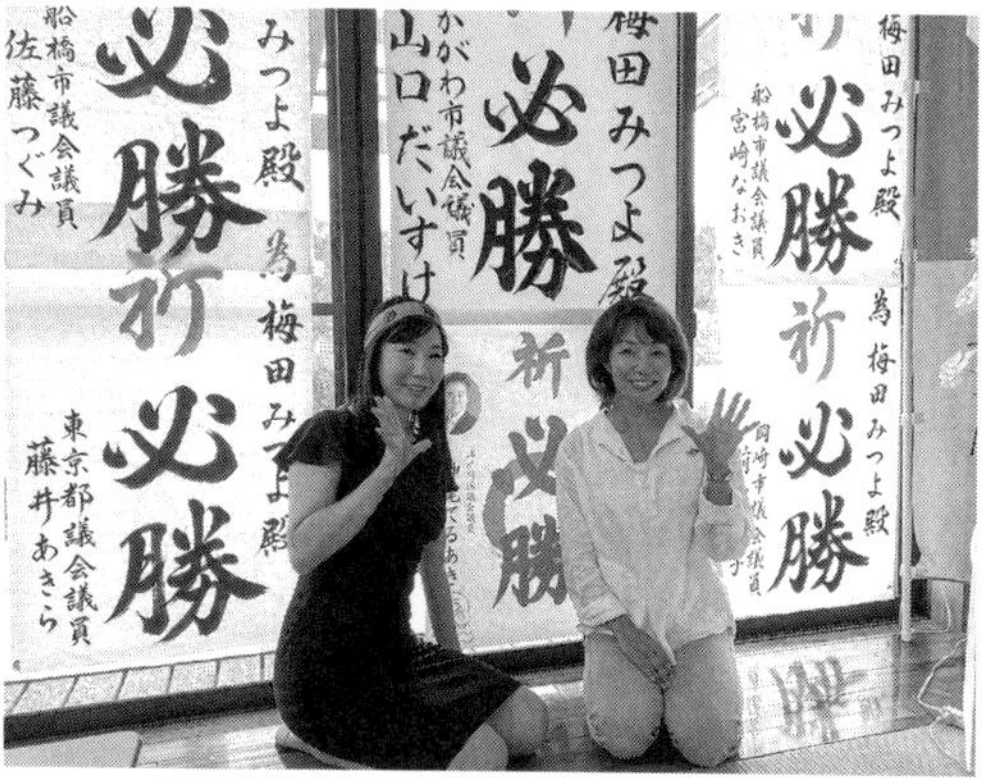

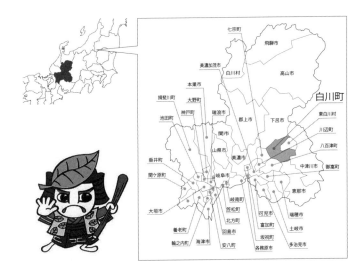

岐阜県　白川町

・白川町

人口　7,674 人　　　**面積**　243㎢

面積に対して 88%が山林で、可住地 5%。白川町は、白川・白川北・蘇原・黒川・佐見の5地区で形成される。昭和 28 年から順次合併し、最後の村が合併したのは昭和 31 年。白川町は比較的近年にこの大きな町になった歴史がある。　(2021 年 10 月 1 日現在)

・白川町議会

議員定数　9 名

報酬　215,000円／月額（政務活動費なし）

男女比　男性 8 人・女性 1 人

年齢　45 歳～ 83 歳　**平均年齢**　64 歳

投票率　77.97%　　(2021年 8 月 1 日付)

岐阜県の状況

42市町村　令和３年４月27日現在の福祉・医療の有資格者の状況を聞き取り

★市議会21議会

・社会福祉士1名　　・ヘルパー1名　　・歯科衛生士3名
・レントゲン技師1名　　・視能訓練士1名　　・看護師1名

★町村議会21議会

・介護福祉士・准看護師（梅田みつよ）のみ

結果

42市町村議会中	
福祉有資格者比率	7.14%
医療有資格者比	16.6%

625名の議員中	
福祉有資格者比率	0.48%
医療有資格者比率	1.12%

郡部には専門の有資格者がいない反面、高齢化は著しい推移である。白川町もそろそろ高齢化率が50%の大台に乗ろうとしているが、高齢化に対する施策は漫然とした体制が続き、地域のつながりが多いのにも関わらず、自宅での孤独死も確認されている。また、医療福祉従事者自身の高齢化も課題となっており、退職されれば、次の後継者や担い手の確保は至極困難である。今日入って今日できる仕事ではないからだ。表現するならば、前期高齢者（65−74歳）が後期高齢者（75歳以上）のお世話をする時代がくる。もう10年すると、後期高齢者（75―84歳）が超高齢者（85歳以上）をみるということになる。手を打たなければこのまま若い人は田舎を離れて都市部で暮らしを営み、高齢者は十分な介護の手当を受けられない可能性がある。現在はどうにかやりくりしているが、この山をどう越えるかを、郡部こそ先頭に立って展開していかなければならない。これまで地方自治は都市部のモデルを数年後に実行するような気風があるが、それでは遅い。しかし、プロがいないため勇み足にならざるを得ない。そうした観点からも、超高齢社会の生き残りをかけて、存続する自治体になれるのかどうかの決めては、経験を持つ「議員」という存在が必要不可欠なのだ。縦割り行政と言われる懸念はあるが、もっと国県都市部の福祉部局との連携を深め、日本全体で福祉現場を考える体制を構築するべきである。官僚や公務員の中には現場を経験できる者はそうそういないとすれば、それこそ保健医療福祉計画をしっかりみることができる立場、施策提案ができる立場、それが私達、経験者「議員」ではないだろうか。どの議会にも少なくとも一人以上は専門知識を持った議員が存在してくれることを切に願ってやまない。

介護で苦しむ人をこの世からなくす

介護人生すべてが私の政策

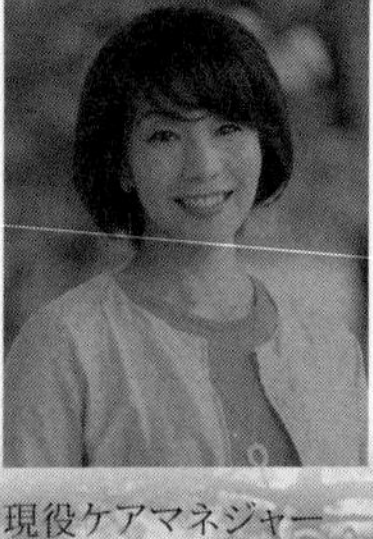

現役ケアマネジャー
岡崎市議会議員
前田 麗子

はじめまして、前田麗子です。

麗という字が難しすぎて、親に「間違えて覚えてしまうといけないから、自分の名前を漢字で書いてはいけない」という謎の掟のもと、幼少時代を過ごしたため、小学校2年生まで自分の名前を漢字で書いたことがありませんでした。

この教えはある意味正解で、選挙のとき「前田麗子」という名前で届け出をしましたので、高齢者の方に「覚えやすい名前の、あの女の人」って理由だけで投票をしていただいたという後日談を聞かせていただいたときは、麗の字を使ってくれた親に、少しだけ感謝しました。

昭和47年生まれ、47歳のとき、岡崎市議会議員選挙に立候補して当選しました。定数37名に対して、50名の立候補者が立ち、ビリから3番目での当選でした。ギリギリセーフってやつです。

しかし、このギリギリセーフは大金星なんです。

なぜなら、出馬を決めたのが、投開票日の3週間前なのですから。こんなことって、なかなかないらしいです。おそらくほとんどの方が、

「と言いながら、ずっと前から準備してたんでしょ?」と思われていますが、そんなことは決してありません。本当に投開票日の3週間前に、家族の了承を得て、そこから急ピッチで準備をして臨んだ選挙だったのです。

この章では、介護のプロではあるが、政治の素人である私が、大勢の人の力を借りて短期決戦で市議会議員になった話を書きます。選挙を少しでも知ってる人であれば、私の挑戦は無謀でしたが、現実としてはケアマネジャーをしながら市議会議員になるということを実現することができました。

子育て中の主婦の方や、介護の仕事に従事しながら、もっといい世の中になるといいのにな。と考えている方は、私の章を読み進めてみてください。

政治と恋におちた瞬間

政治の世界から「こっちの世界においでよ」と、時々誘われてはいたのです。「私なんて、絶対に無理だよ。絶対に政治の世界なんて絶対にありえない」

私が議員になるなんてことは、夢のまた夢の話でした。

選挙の1年くらい前のこと、共著者であり、船橋市議会議員で現役のケアマネジャーの宮崎なおき氏と、「ケアマネジャーを紡ぐ会」という組織運営で関わりがあることから、立候補を勧められていました。

「政治家かあ。ちょっと考えようかな」と思った時期もあり、そのとき、なぜか相談しに行ったのが、政治とは全く関係ない、占い師!!!

その占い師が言うには

「絶対に落選するし、あなたは政治家というタイプではありません」と鑑定されて〝やっぱり政治家なんて夢のまた、夢だな〟と。

実際、平成31年4月、宮崎氏が船橋市議会議員に初当選した際の選挙を、同じケアマネジャー仲間として応援しに行った私ですが、当時の宮崎氏の選挙の記憶も残っており。〝到底、私があんな選挙戦を戦い抜けるだけの人脈や、資金力なんてない〟って。〝宮崎さん、私を買いかぶりすぎだわ〟って、それ以降、政治の世界に私が行くなんてことは、私の頭からすっかり忘れ去られていました。

でもね、再会しちゃったのです。再び、政治の世界と。しかも、岡崎市議会議員選挙投開票日の3週間前に。

あなたの人生で恋におちた瞬間ってありますか?
江國香織著『東京タワー』の中で、「恋はするものではなく、おちるものだ」というセリフがあります。恋におちる瞬間について、とてもうまく言い表せている表現でなるほどなと思うのですが。私が、市議会議員選挙に立候補をしようと決めたのは、まさにこんな感覚がぴったりだったのです。動機が軽すぎる?
……まあ、聞いてください。

あんなに、全力で拒否をしていた、政治の世界なのに、理屈じゃ説明できない、本当に「ストン」と、腹落ちをした瞬間があったんですね。

「私、岡崎市議会議員選挙に立候補しよう」

人生って、一瞬で変わってしまうことがあるんです。

思い描く理想の世の中って？

選挙から遡ること5年前の、平成28年にあすなろケアプランという単独型居宅介護支援事業所を独立開業しました。開業当初は自宅のタンス部屋を事務所にして、1人ケアマネとしてスタート。現在は、4人のケアマネジャーが在籍して、特定事業所加算を算定できるまでに事業所が成長しました。

独立開業後、学びの場、刺激をもらえる人達との出会いを求めて、介護業界だけでなく、異業種の方と交流し、いくつかのコミュニティから学び続けました。

平成29年には共著者である、宮崎なおき氏率いる「ケアマネジャーを紡ぐ会」

の趣旨に賛同して、現在も会の運営に携わらせていただいています。ちなみに、ケアマネジャーとして独立後のベースは、すべてケアマネジャーを紡ぐ会から学んだノウハウです。平成30年には、立石剛氏主催の「日本パーソナルブランド協会」でセミナー講師としての学びを得て、多くの仲間と知り合いました。共著者の東かがわ市市議会議員で現役のケアマネジャーの山口だいすけ氏とは、日本パーソナルブランド協会主催の「セミナーコンテスト」の活動を通じて知り合いました。平成31年には、板坂裕治郎氏主催の「一般社団法人ビジネスブログアスリート協会」に参加し、365日毎日ブログを書き続けましたし、選挙直前の令和2年9月には「一般社団法人日本キャッシュフローコーチ協会」を主催する和仁達也氏開催の合宿セミナーでとことん、自分のビジネス構築について考えるなど、常に介護を軸に異業種の方のもと学んできました。

なぜ、自分がこれほどまでに介護について真剣に考えられるのか？

選挙直前の令和2年9月、広島の板坂裕治郎氏を訪ねた際にYouTubeの撮影を行いました。YouTubeの動画の内容は、板坂氏の個別コンサルを私が受ける、というものでした。その際、板坂氏からの問いに私は適切な解答を出せませんでした。

その問いとは、

（板坂氏）「一生懸命、講師活動や、セミナーや、事業所のケアマネジャーを増やしたいと思うとるよね？　それらの活動を通じて、おまえはどんな世の中になったらいいと思うんじゃ？」

私は撮影中に絶句してしまいました。「介護で苦しむ人をこの世からなくす」という自分の信念のもとに、ブログでの発信、Facebookライブでの発信、事業所運営で試行錯誤をしてセミナー講師としての活動、紡ぐ会でケアマネジャーに向けての活動。独立開業後は、さまざまなコミュニティを横断しながら、自分なりにスキルアップをしてこれらの活動をしてきました。

しかし、これらの活動のその先に、本当にそんな世の中を作ることができるだろうか？

地方に住む、居宅介護支援事業所の経営者で、ケアマネジャーができることといったら、どれほどの事なのだろうか？　私がこの先、これらの活動を続けて、私が理想とする社会の実現ができるのだろうか？

答えの出ない問いを抱えたままでいたタイミングで、政治の世界から再び肩を叩かれた。そのときに思ったのです。

〝もしも政治家になれたら、私が理想とする社会の実現ができるのかもしれない〟と。

ちょうど、私が迷っているタイミングでした。

選挙直前の令和２年９月27日の夕方、

宮崎氏からの最終確認のメール

「本当に選挙出なくていいの？」

「私、出ます。応援してくれますか？」とメールの返信をしました。

令和の選挙は発信力と応援される力⁉

先輩議員から「令和の選挙だね」私の選挙をこう表現されました。

選挙の事は全く知らないド素人おばちゃんの出馬です。

選挙管理委員会へ出かけて
「あのぉ、こんどの選挙（この日は9月28日月曜日で、投開票日の3週間前）に出たいんですけど、どうしたらいいですか？」と……。

突然、選挙管理委員会に訪れた、少し様子のおかしなおばちゃん（私のことです）。しかし、担当者は懇切丁寧に教えてくださいました。選挙管理委員からもらった資料を持ち帰り、共著者である船橋市議会議員で現役ケアマネジャーの宮崎氏が応援団長となり、東かがわ市議会議員で同じく現役ケアマネジャーの山口氏とともに選挙対策チームが立ちあげられ、同時に「前田麗子応援団チーム」がＬＩＮＥグループで立ちあげられました。

選挙に出てから知ったのですが、選挙に勝つための必勝アイテムが3つあるそうです。

「かばん（資金力）、看板（知名力）、地盤（支援者団体）」しかし、私はそれらひとつも持っていませんでした。

私にあるのは、介護に対する信念と、女性が生きやすい社会を切望する想いだけでした。

独立開業してから、自らの成長のために参加してきたコミュニティの仲間達がSNSを通じて応援してくれました。毎日発信していたブログに共感してくれた人達が応援に駆けつけてくれました。選挙期間中は毎日朝、昼、晩とFacebookライブで配信をしました。街頭演説をしていて、誰も聞いていなくても、「たった一人の伝えたい人」のために話し続けました。そしたら、駅のホームから降りてきて、わざわざ演説する私のもとに来てくれて激励をしてくれる人が現れました。選挙期間中、私の演説に共感してくれた人、飛び入りで応援してくれた人、次の日も、また次の日も応援に駆けつけてくれました。

選挙事務所にしていた、ケアマネ事務所でしたが、選挙最終日には各地から集まってくれた人達で溢れかえっていました。

独立開業以来続けているブログでも、各地で開催してきたセミナーや研修でも、緊急事態宣言発令中に勝手に始めたFacebookライブでも、常に私は、介護に対する想いや信念を語り、働く女性を応援し続けてきました。

女性がたった一人、独立開業し何らかの形にするためには、ときに男性社会の常識を超える場所で勝負していく必要があるのです。それが、私の場合はSNSでの発信力でした。

見切り発車力と巻き込む力

そして、発信力と同じくらい大切な要素として、私は「見切り発車力」があると考えます。

見切り発車力とはつまり、すべて条件や環境が整ってから始めるのではなく、ある程度の準備でとりあえずやってしまう、ということです。やりながら、考える。動きながら問題点を探し出し、修正をしていく。動いている姿を見せること。

16年介護の世界で仕事をしましたので、介護の専門家ではあります。しかし政治に関してはド素人。およそ3週間で市議会議員に当選するなんて、本当に狂気の沙汰です。しかし、やると決めたのです。選挙に出ると決めたのです。これまで発信し続けてきた、介護に対する想いや理念。女性が働きやすい社会の実現。成功できるからやるんじゃない。「私はやるんだ」。たった一人の熱狂が周りを巻き込んでいく。理想の社会実現のために私に仕事をさせて欲しい。岡崎の市政に介護のプロを送り込んでほしい。女性が笑顔でいられる社会こそすべての人にとって優しい社会なんだ。

心からそう思って、選挙期間中毎日訴えたことで、選挙期間の1週間で本当の意味での候補者となれました。見切り発車でしたが、やると決めてやり続けた事で、世界が変わりました。岡崎以外の多くの人が駆けつけてくれて、岡崎の未来を真剣に考えてくれて、共に訴えてくれたことで、多くの人を巻き込んで選挙をすることができました。

ケアマネジャーが議員になる意義

ここで、介護のプロであるケアマネジャーが議員になることについて考えてみます。

中学や高校のときのことを想像してみてください。

どんなにいい意見、アイデアがあっても、それをただ一人教室の机の上のノートに書き綴っているだけでは、周りは何も変わらない。

それでは、声が大きければいいのか？　全校集会で、一人勇気を振り絞って、大声を張り上げて意見を訴えても、先生につまみ出されるのがオチでしょう。

では想像してみてください、生徒会長が全校生徒や教師の前で、ステージ上のマイクを使い話をしたらどうでしょうか？　やっと皆が耳を傾けてくれます。

ケアマネジャーや介護職が政治の世界と出会うというのは、こういうことなのです。現場でいくらお互いに愚痴を言い合っていても、私のようにブログで発信をし続けていても、それはただの自己満足にしかなりません。それでは、世の中は変えられないのです。

現場の人間は何が課題であるのか、人々の真の苦しみや悩みに接しています。そして、苦しむ人達をなんとか支えたい、なんとか支援したいという感性の持ち主です。しかし、控えめで優しい人達でもあります。だからこそ、全校集会でステージにあがり、マイクを使って声をあげなきゃいけないんです。

「理想の世の中をつくる」ために自分が取るべき行動は、市議会議員への立候補だったのです。誰にも頼まれていません、同じ市内の介護事業所の皆さんが推してくれているわけでもありませんでした。震える手でマイクを握り選挙活動をしました。誰も振り向かなくても、きっと誰か一人は聞いていてくれる、と信じて街頭に立ちました。突然立候補を決めた47歳の女性、おばちゃんです。おばちゃんはたった一人で熱狂しました。その熱狂が、結果的には多くの人達を巻き込む形となりました。そして当選をすることができたのです。ケアマネジャーや介護職こそ、政治の世界に挑戦する意義があるというのは、我々には介護に対する想いがあり、高齢社会の真の課題に日々向き合っている存在だからなのです。

見えない鎖が見えた瞬間

選挙活動で私が掲げた公約は、「介護で苦しむ人をこの世からなくす」ことと、「女性が働きやすい街にする」ことでした。

このような公約を掲げるに至った理由は、私の幼少期に遡りお話する必要があるでしょう。

私は愛知県名古屋市で材木屋を営む家の長女として生まれました。父は長男で跡取り、母は男子の跡取りを望まれていましたが、生まれたのは女の子である私。その後、妹が生まれ、最後にやっと弟が生まれました。4つ年下の弟を母はたいそうかわいがりました。その反動なのか、同居の祖母が私をかわいがってくれて、私はいわゆるおばあちゃん子で育ちました。のちに高齢者に関わる仕事を選んだのは、同居していた祖母の存在が大きかったのです。祖母は明治生まれでしたので、いつも祖母のそばで時間を過ごしていた私は、「女とは我慢するものである」「女が生意気を言ってはいけない」「いい家へ嫁に行くことこそが、女の幸せなのだ」と祖母から教えられていました。祖母が常に使っていた言葉に、

「よそさまに笑われてはいけない」世間体を保つことこそが大切である、という教えでした。

そんな価値観が一変する出来事が起こりました。

私が19歳の春、大学1年生の4月22日のことでした。夕方授業が終わり、大学から自宅へ戻ると実家が全焼していたのです。地下鉄の駅から地上に出ると、駅から一直線に見える大通り沿いに自宅があったのですが、その駅から自宅方面を見ると、自宅の周りを沢山の消防車と救急車が囲んでいました。10台もの救急車両の赤いランプで自宅を取り囲まれ、その周りを野次馬に囲まれていました。一体何が起こったのかと、混乱したまま近づいていくと、親戚が近寄ってきて、「麗子ちゃん、あんたの家、燃えちゃったんだよ。全部燃えちゃったんだよ」と教えてくれました。

跡取り息子である、当時高校生だった弟が隠れて吸っていたタバコが失火の原因でした。その夜寝る場所すらない、明日着ていく服もない、一生のうちであんなに人生が一変してしまう出来事は後にも先にもありませんでした。

形あるものの危うさ、価値観は一瞬で変わってしまうこと。そして、状況が変わったときにこそ、人の本質が見えてくることを知った出来事でした。

幸い、家族は誰一人として亡くなることはなく、負傷した人もおらず、家業を営んでいた事務所（この当時、材木屋は廃業して、別の仕事をしていました）は焼けなかったこと。そして、たまたま加入していた火災保険でなんとか暮らしを立て直すことができましたが、この出来事以降「何が起こっても自分自身を助けられる術を身に着けるために、本当に必要なものって何？」ということを常に考えるようになりました。

女性である自分自身を守れるものは、世間体でもない、女性として「正しく」生きることでもない、豪華な持ち物でも、立派な家でもない。女性が自分自身を守るためには、火事になっても泥棒が来ても、奪われないものを自分自身に身に着ける必要があるのだ、ということに気づきました。

私自身を縛り付けていた、見えない鎖が見えた瞬間でした。女とはこうあるべきである、という古い価値観に気づいた瞬間でした。

ただ、私はこのときはまだ、この鎖から自由になるには、どうしたらいいのか？どのように自由になれるのか、その方法については皆目見当がつかない、世間知らずのお嬢さんでしかありませんでした。

介護の仕事との出会い

その後、25歳で結婚して専業主婦になり、介護保険が開始された平成12年に長女を出産しました。長女の授乳中にぼんやりと見ていたテレビのコマーシャルで、はじめて介護の仕事があるということを知りました。確か、緑のエプロンをつけたヘルパーの女性がおばあちゃんを車いすへ移乗しているというような光景が流れていたように思います。

そのテレビコマーシャルを見て、この仕事ってとても素敵な仕事だな。と強烈に印象に残りましたが、毎日の育児に追われ、2年後に長男が生まれたことで、すっかりそんなことは忘れていました。

2人の子育てに追われながらも、それなりに幸せに過ごしていた私は、新聞広告のある一文に目が釘付けになりました。「ヘルパー養成講座募集」確か、6万円だったと思います。驚きました。介護の仕事って、勉強したらできるの？ って。あの日テレビコマーシャルに映し出された緑のエプロンのあの仕事はヘルパーという仕事だったんだ、と。

大学を卒業したにもかかわらず、特に資格もなかった私が就ける職業は自給の低いパートの仕事くらいしかありませんでした。「資格を取りたい。何があっても自分自身を守るための術を身に着けたい」そう願った私は、夫に頼み込んで土日は子ども達を見てもらい、6万円もの大金を専業主婦である私だけのために出してもらい、ヘルパー養成講座を受講させてもらうことで、ヘルパー2級の資格を取得することができました。

突然訪れた母の介護と死

私が31歳のとき、母が糖尿病からくる右足の壊死から敗血症となり、多発性脳梗塞を発症し、さらに心臓弁膜症を患い、寝たきり状態となりました。母はまだ58歳でした。妹は29歳、弟は28歳で、その頃家業を潰して放蕩の限りを尽くした父とは疎遠でしたので、私達きょうだいの肩に母の病院代の請求や、介護問題がのしかかってきました。

母が倒れる直前、平成16年の3月、当時弟一家と同居していた母のもとを訪れて、夕食を共にしました。表面上は元気でした。しかし、右足は象の足のように腫れあがり、母の部屋へ行くと、食品が腐ったような臭いがしていました。母は糖尿病の合併症である壊死を起していたにもかかわらず、そのことを秘密にしていました。そして、ある朝起きてこない母を不審に思い、弟の妻が部屋を覗くと、ベッドから起き上がることができず、意識が混濁して、失禁をしている母の姿を発見したのです。

入院後、次々とわかる母の重篤な症状と、それに対する治療や手術が医師から提案されました。人工呼吸器をつけるに至った母でしたので、病院からの請求書は毎月100万円を越えていました。私達きょうだいは、無知でした。無知ゆえに悩み、苦しみました。頼れる人がおらず、どこに相談したらいいかもわからなかった。私の子どもは2歳と4歳で、私のきょうだい達も幼い子を抱えての介護生活でした。

私は2人の子どもの手を引いて、毎日片道1時間かけて病院へ通いました。母のために頑張りたい、でも本当に毎日が辛かった。真っ暗なトンネルの中に取り残されたような気持ちで、こんな生活がいつまで続くのか、いっそ母の介護生活がなくなればいいのに。介護は人間らしい心すら奪ってしまいました。

4カ月の介護生活の末、ある日突然、母の介護生活が終わりました。病院で痰を喉に詰まらせての窒息でした。

母の死はとても辛く、悲しい出来事でした。しかし、心のどこかで「これで楽になった」咄嗟に湧き出た自分自身の真っ黒な感情に愕然としました。母を失った喪失感と、救ってやれなかったという思いと、自分だけが変わらず幸せに生きている罪悪感に苦しみました。

そのときに思い出したのです。母が倒れる２週間前の夕食の席での母との会話です。

「麗子、介護の世界にはケアマネジャーって資格があるらしいよ。多分、お母さんは、麗子にすごく合ってるような気がする」

結果的にその会話が母の遺言となりました。

立候補のときに決めた政策は私の人生そのもの

立候補のときの私の政策、「明るい介護ができる街づくり」とは、つまり16年前介護で苦しんだ私のような人達を救いたいという思いから。そして、「女性が働きやすい世の中をつくる」は女性を縛る見えない鎖から、女性を自由にしていきたいという思いからなのです。

作家の瀬戸内寂聴さんの、「女性が動けば、世界が変わる希望が」という令和の時代への提言としてエッセイを書かれました。以下引用いたします。

「才能・能力がある女性に掃除・洗濯だけをやらせて、台所に閉じ込めておくなんて、もうそんな時代ではないのです。（中略）才能ある女は社会に出て働き、政治に目を配り、政府に反対ならば声を上げ、デモにも参加してください。家事から解放された女たちの力で、平和な日本を守りましょう」

光文社「女性自身」〝瀬戸内寂聴、令和への提言「女性が動けば、世界が変わる希望が」〟https://jisin.jp/domestic/1734265/（２０２１年９月16日閲覧）

私もその通りだと思います。女性が動けば世の中が動くんです。女性の笑顔は太陽のように周りを照らすことができるんです。

介護職も同じです。介護職が動けば世の中が動きます。介護職の笑顔は高齢者の心と身体を温かく照らすことができます。もし、この章を読み終えたあなたが、介護職で世の中を少しでもよくしたいと思うのならば、是非、地方議員になるということも選択肢に入れてみていただけると幸いです。

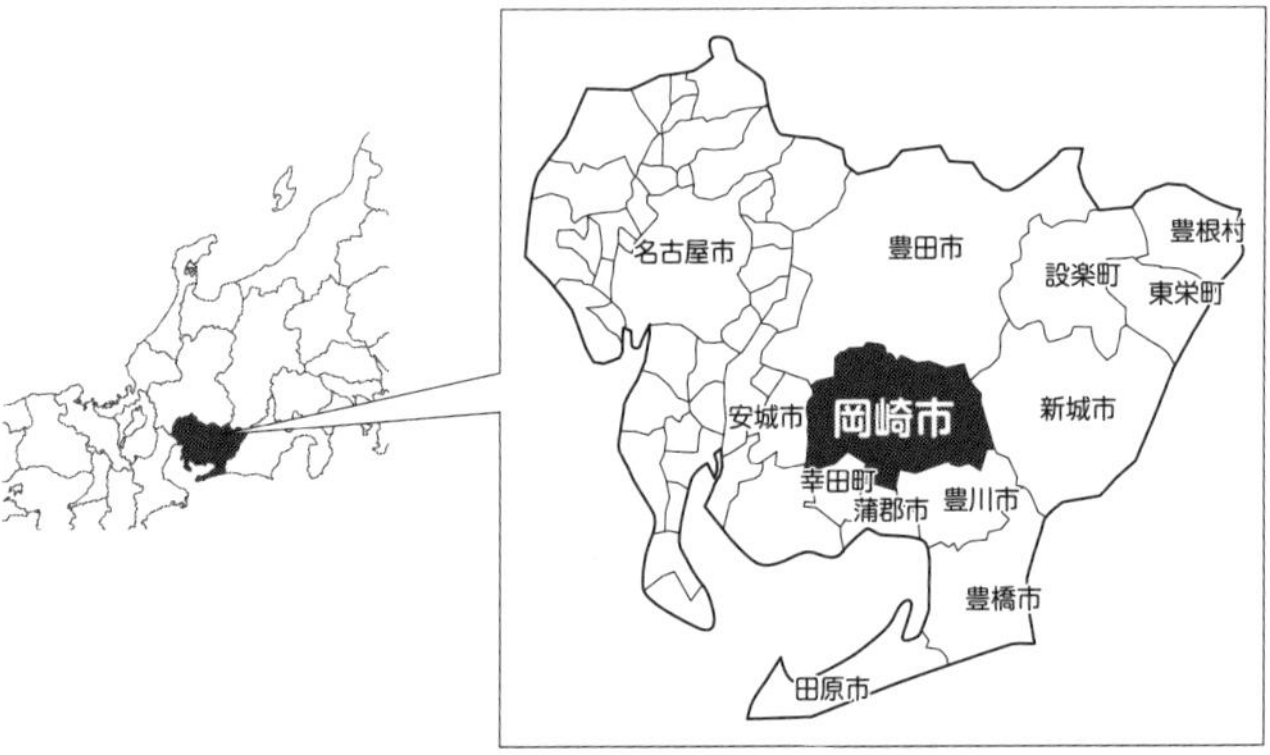

愛知県　岡崎市

・**岡崎市**

人口　38万5,629人　　**面積**　387.2㎢

・**岡崎市議会**

議員定数　37名
報酬　61万4千円／月額
政務活動費　月5万円
男女比　男性32人・女性5人　計37人
年齢　27歳～71歳　**平均年齢**　52.51歳
投票率　57.24%

（2021年10月1日現在）

第2章

介護職議員だからこそできた仕事

第2章

コロナ禍での働きかけ

介護従事者や施設にも支援の手を

香川県東かがわ市の事例

現役ケアマネジャー
東かがわ市議会議員
山口 だいすけ

介護・障害福祉・医療業界に光が届いた

2021年2月臨時会。要望していた事業が予算化され、賛成多数で可決されました。それが次の2つの事業です。

①東かがわ市新型コロナウイルス感染症対応従事者等支援金

事業概要

内容：医療従事者や介護・障害福祉サービスの継続に努めている職員などに支援金を支給する。

金額：医師10万円、医師以外３万円
条件：次の要件を両方満たす人
1．令和３年２月１日現在で市内に住所があり、国の新型コロナウイルス感染症緊急包括支援事業の対象となる事業所等に勤務している人
2．令和２年３月17日以降10日間以上、かつ令和３年２月１日現在も医療施設、介護・障害福祉サービス事業所で業務で従事している人

②介護サービス事業所等新型コロナウイルス感染症拡大防止対策支援金

事業概要

内容：新型コロナウイルス感染症の予防及び感染拡大防止のための事業を既に実施または今後実施することに対し支援金を交付する。
金額：入所施設・居宅系施設で定員50名以上30万、同施設で50名未満20万、その他の通所系施設10万円
条件：市内に事業所を開設している事業所で次のいずれにも該当するもの

1．市内に事業所を有する事業者
2．令和2年4月から、令和3年1月までに、サービス等を提供した実績があること。
※同様の支援金が障害福祉サービス事業所、医療施設にも支給されました。

病院、一般診療所、歯科診療所…1施設につき30万円
薬局…1施設につき20万円
入所支援系施設で定員50床以上30万、同施設で50床未満20万、その他の障害福祉サービス事業所10万円

県内の介護施設や病院でクラスターも発生する中、感染予防に必死に取り組みながら支援をしている人達に何かできないか。そんな声が届いた瞬間でした。

ただこの2つの事業が予算化されるのは簡単な道のりではありませんでした。

国からの臨時交付金

新型コロナウイルス感染症に奔走する地方自治体の取組を支援するため、国は「新型コロナウイルス感染症対応地方創生臨時交付金」を設立しました。人口に比例して支給されるこの交付金は、新型コロナウイルス感染症対策である限り、自治体が自由に目的を決め使用することができます。皆さんがお住いの自治体でも、さまざまな支援が実施されたと思います。そのための大きな財源として使われたのがこの交付金になります。自分の住んでいる地域ではどんな支援対策が行われていたか。できればチェックしていただきたいと思います。

東かがわ市では、この交付金として約９億円が入ってきました。

東かがわ市の取り組み

東かがわ市ではいち早く臨時給付金の支給を開始。前年度対比で売上が30％

以上減少している事業所に対し20万円の給付をはじめました。この他にも学校の臨時休業で子ども達が家にいる家庭支援のため、高校生までを対象に市内で登録した事業所で使用できるテイクアウトチケット給付事業（1人に付き7,500円分）、商工会と連携したプレミアム商品券の発行、地元の特産品などを高齢者や市出身の学生に送る事業などさまざまなものに取り組んできました。この他にも、感染予防やテレワーク設備導入などの取り組みに対しての補助金、「新生活対応型事業者応援補助金（2／3補助で上限20万円）」、販路開拓を目的とし、営業を再開、継続する事業者を応援する「販路開拓事業者応援補助金（3／4補助で上限100万円）」、マスクやアルコール、オゾン除菌機器の購入などさまざまな取り組みを行っています。

もちろんすべての事業に対して賛成だったわけではなく、議員として質疑を行ったり運用方法について提案をしていきました。それでも他の自治体に比べさまざまな世代や業種に対し限られた予算の中で支援事業を実施していったように感じました。でも気になる点が。

介護・福祉業界に特化した支援策は打ち出されていなかったんです。

僕の心に火をつけた2つの言葉

前述したように東かがわ市がコロナ対策を打ち出す中、介護業界出身の私にとってどうしても納得ができない言葉が2つありました。思えばそれがあったから、今回介護業界のことをもっと知ってもらわなければならないと考えたのかもしれません。

「事業所は部署と一緒でしょ」

ある補助事業の詳細を聞きに行ったときに言われたのがこの言葉でした。介護業界の方なら当たり前ですが、介護の事業所は1つの建物の中に複数の事業所があることは珍しくありません。入居施設、短期入所、通所介護、訪問介護、居宅介護支援事業所等々。もちろんスペースも別ですし職員配置も違います。私達にとっては同じ場所にあっても事業は全く別扱いで見ています。ところが市役所ではこれを一緒に考えていました。それぞれの事業所に管理者が配置され、しかも県に申請をして、受理されて個々に認可された事業所がなぜ、営業や総務と言った部署扱いなのか。最後はケースバイケースで個々で検討するという回答になりましたが、まだまだ介護業界の仕組みが市役所内で理解されていないという現状を感じた瞬間でした。

「前向きに営業活動を再開・継続する事業者を応援」

新型コロナウイルス感染症に対する新しい事業を予算化するときの説明書に書かれていたのがこの言葉でした。原則、県外への販路開拓に関する支援で広告宣伝や旅費、コンサルティング費用、ＰＣＲ検査などさまざまなものが対象でした。事業自体は問題ないと思いますが、引っかかったのは「前向き」という言葉でした。市内の利用者さんを中心に感染予防をしながらも事業継続のため必死になっている介護業界。市内での活動は前向きでないのか？　そんな思いを感じました。もちろん介護業界だけでなく、市内県内を中心に必死に販路開拓に取り組んでいる事業所がいる中、この言葉は使うべきではないのではないか。そんな思いを議会で発言しました。

どちらも気にしなければスルーできるレベルの言葉だったかもしれませんが、こういう積み重ねが介護業界を理解したようでわかっていない原因になっているのではないか。そう感じたのも事実です。当たり前の現状を正しく知ってもらう。その上でしっかりとした支援を求めなければいけない！

僕の心に火がつきました。

議案が提出される

それからは県内で介護関係の支援策がないかの検索や、事業所の現状などの意見を集める作業を続けていきました。事業所は新型コロナウイルス感染症の初期とは違い、マスクやアルコールなどはだいぶ集まっていること。逆に検査費用など実費負担をどう対応していけばいいかという悩みが集まってきました。

皆さんは、2020年10月にコロナウイルス感染を理由に介護事業者が訴えられた事例を覚えていますか。「ついにきたか」というのが正直な感想でしたが、これをきっかけに介護業界はよりいっそう予防に務めなければいけなくなりました。でも無症状の人が検査を受ける場合どうしても自己負担が必要です。事業所として職員も利用者さんも安心して支援が続けられるためには検査費用の支援が絶対に必要だ。この現状を訴え続けた結果2021年2月に議案として出てきたのが最初に述べた2つの支援事業でした。

飛び交う意見

予算を伴う事業は議会で質疑することになります。事業所支援は大きな反対意見は出てきませんでしたが、従事者支援についてはかなり厳しい意見が出てきました。焦点になった原因はこちらです。

「支給の対象は従事する市民であることが条件で、勤務先が市内外であるかは問わない」

市内の事業所には隣接する地域からも仕事に来ている人は数多くいました。市内の事業所を守るのであれば、対象を市内の施設に勤めている人にすべきではないかという意見も出ました。

ただ市外の人にも支援をすれば税金を他市の方に分配することになる。また別の市で同じような支援制度ができた場合2重取りになってしまわないかという回答に加え、すでに同様の支援事業が県内でも実施されており、そこも検討した結果、今回は賛成多数という形で実現することになりました。

誰かにとってよい事業は、また別の方にとっての不満につながる。改めて議案決議の難しさを感じた議会となりました。

結果……その先へ

実現後すぐ隣接市の議員と連携し、同様の支援制度を他市でも導入できないか検討してもらうよう勧めました。自分の市ができたから終わりではなく、現役の介護職議員がいないところにも介護に対する支援や理解の和を広げる活動を続けています。（令和３年９月、隣接市でも給付金が事業化されたとうれしい報告をいただきました）

現役介護職議員だからできたこと

今回の実現は声を上げ続けたことは事実ですが、全体的な流れとしては市の職員が他の事例なども探し、調整しながら作り上げたものです。すでに実現していた自治体があることから、私のような現役介護職議員がいなくてもいつかは設立したのかもしれません。でも現場の声を聞き、声を上げる人がいなければ本当に介護業界が望むような形になったかというと難しかったことは間違いありません。現役の介護職でなければわからない現場の本音。それを届けていくためにも、介護の専門職が議会にいる必要があります。

皆さんも、自分達の想いをぜひ届けてみてください。

第2章

コロナ禍での働きかけ

放課後等デイサービスの利用者負担額の補助

現役ホームヘルパー
江戸川区議会議員
神尾 てるあき

放課後等デイサービス

身体障がい、知的障がい、精神障がい、発達障がいなどの障がいを持った18歳未満の方への支援制度は、児童福祉法に規定されています。その制度の枠組みは、障害児通所支援と障害児入所支援の大きく2つに分類されます。この内、通所支援の制度の1つとして「放課後等デイサービス」があります。このサービスは、学校の放課後または休業日において、生活能力の向上のために必要な訓練を行うためのものです。利用者負担については、市区町村の発行する受給者証があれば、９割が自治体負担となり、１割が自己負担となる制度となっています。私が日頃から支援を担当している子ども達の中にも、このサービスを利用している方がたくさんいます。

コロナ禍における放課後等デイサービスの現状

新型コロナウイルス感染症の拡大により、令和２年２月27日に小学校・中学校・高等学校・特別支援学校への一斉臨時休業の要請がなされました。私は子どもの安全を第一に考える上で、これは必要な措置であったと感じています。しかし、これに伴い、保護者が仕事を休めない場合に自宅等で１人で過ごすことができない児童がいる世帯における放課後等デイサービスの利用ニーズが増加したという側面もありました。また、これに伴い放課後等デイサービスを運営する事業所からも、利用者負担額の増加に対する支援策を求める声が出始めていました。

厚生労働省からの通知

このような事態を受けて、厚生労働省は「特別支援学校等の臨時休業に伴う放課後等デイサービス支援等事業の実施について」という通知を各都道府県知事宛に出しました。放課後等デイサービスの利用増に対する財政的な支援が必要との判断から、利用予定日数の増加や電話等による代替的支援について、増加した利用者負担額に対する補助を実施することにしたのです。私は、このような支援は、家庭の孤立化を防止し、児童と保護者への継続的な支援を実現する上で、たいへん重要なものであると考えています。しかし、この制度は各自治体に判断が任されているため、国が通知を出しただけでは現実のものとはなりません。そこで、当該通知を基に、補助主体となる東京都に対して制度の実施を要望しました。ところが、東京都としては、利用者負担額の補助制度は実施しないとの判断が示されました。

東京都への補助制度実施の要望

江戸川区には、50ヵ所を超える放課後等デイサービス事業所が存在しています。障がいを持つ子ども達の支援において、不可欠なサービスとなっていると言っても過言ではありません。その多くの事業所が、前述の厚生労働省通知を基に、利用者負担額の補助制度が創設されることを期待していました。中には、補助制度ができることを前提に、利用者負担額の増加分を各家庭に請求せずに保留している事業所もありました。実際に、いくつもの事業者や利用者さんご家族から、同補助制度の実現を望む声が私のもとに届いていました。私は、区議会議員になる前から、障がい者支援事業に携わり、当選後も支援現場に入り続けています。そのような経緯があり、介護職の声は私が代表して行政に届けるという自負がありました。そこで、江戸川区から東京都に対して、補助制度の実施を要望することを区議会本会議の壇上で訴えました。

江戸川区独自制度の実現

私の本会議での質問に対して、区長からは「放課後等デイサービスの利用者負担額の補助については、東京都の制度ができ次第すぐに実施したいと考えている。仮に、来月になっても東京都が制度を創設しないということであれば、江戸川区独自で実施する」という趣旨の頼もしい答弁がありました。私の質問は、東京都への制度実施の要望でありましたが、区長の答弁は、それを上回る「江戸川区独自でもやる！」という内容のものでした。

放課後等デイサービスの保護者負担軽減の制度概要

この本会議でのやり取りを受けて、1カ月間、東京都の判断を待っていましたが、結局、東京都は保護者負担軽減の制度を実施しなかったため、江戸川区が独自制度として実施することとなりました。また、制度創設の時点で既に事業所への利用者負担額の支払いを終えているケースについても、返還を認めることとなりました。制度の概要は、以下の通りです。

利用者負担免除額の対象

令和2年3月提供分

・臨時休業に伴い、新たに支給決定を受けた児童の利用者負担額（江戸川区が認めた場合に限ります）。

・臨時休業以前から支給決定を受けていた児童の当初利用予定より多く利用した分の利用者負担額（江戸川区が認めた場合に限ります）。

・臨時休業以前から支給決定を受けていた児童のサービス利用単価について、平日単価から学校休業日単価に切り替わることにより増加した利用者負担額。

・営業時間前から支援を行った児童の延長支援加算単位数の増により増加した利用料（臨時休業を理由とするもの）。

令和2年4月から6月提供分

・臨時休業以前から支給決定を受けていた児童のサービス利用単価について、平日単価から学校休業日単価に切り替わることにより増加した利用者負担額。

・電話等による代替的サービスの提供を江戸川区が認めた支援に係る利用者負担額（江戸川区が認めた場合に限ります）。

令和2年7月から令和3年2月提供分

・電話等による代替的サービスの提供を江戸川区が認めた支援に係る利用者負担額（江戸川区が認めた場合に限ります）。

※参考：江戸川区ホームページ
（新型コロナウイルス関係）特別支援学校等の臨時休業に関連した放課後等デイサービスの支援事業（保護者負担軽減）の実施について（https://www.city.edogawa.tokyo.jp）

現場目線が認められた

正直に言って、私が区議会議員として2期務めてきた中で、こちらの求める要望以上の答弁が出てきたケースは初めてでした。特に、当時の質問通告の際の関係部署とのやり取りの中では、あまり前向きな答弁は期待できないとの感触を得ていたため、私自身、驚きました。

このことは、私が10年以上にわたり介護現場に携わっていることが認められた証左であると感じています。日頃から現場の声を伝えることを意識して議会活動をしているため、区長をはじめ行政執行部の間にも、「神尾＝介護職代表」というイメージが浸透しつつあるのだと思います。実際に現場に入り続けているからこそ、自分の経験・知識として、具体的な事例や課題を伝えることができるのです。そこには、他の議員にはない説得力や言葉の重みがあると自信を持っています。

第2章

はたらくデイサービスの実現

現役ケアマネジャー
船橋市議会議員
宮崎 なおき

私が市議会議員になってよかったと感じた出来事のひとつに、認知症の診断を受けた方の『はたらきたい』という想いを、事業所、行政（市役所＝保険者）の職員の方と共に、実現できたことがあがります。

この取り組みは、デイサービスを利用している方が、活動時間中にコンビニエンスストアで有償ボランティアを行うというものです。1回1時間で3回参加すると、1,000円分の商品券をもらえる仕組みです。ボランティア内容は、店内の清掃や、品出し、整理整頓などです。

実はこの取り組み、とてもハードルが高いことなのです。船橋市としては初の取り組み、介護事業者だけでなく、地域企業も一緒に取り組まなければ実現しません。さらに謝礼金として金銭も絡んでくる話です。

今回、「はたらくデイサービス」の実現に、市議会議員であったことは、とても大きかったと考えます。しかし同時に、議員という肩書だけでは成しえなかったことでもあります。本章で一つひとつ解説していきます。

この想いを実現できた5つのポイント

① 「怒り」を行動に変える
② 行動のために人間関係を広くする
③ 行動のための情報収集を欠かさない
④ 想いと想いを紡ぐ
⑤ 行政、介護事業者と共に伴走できる関係性をつくる

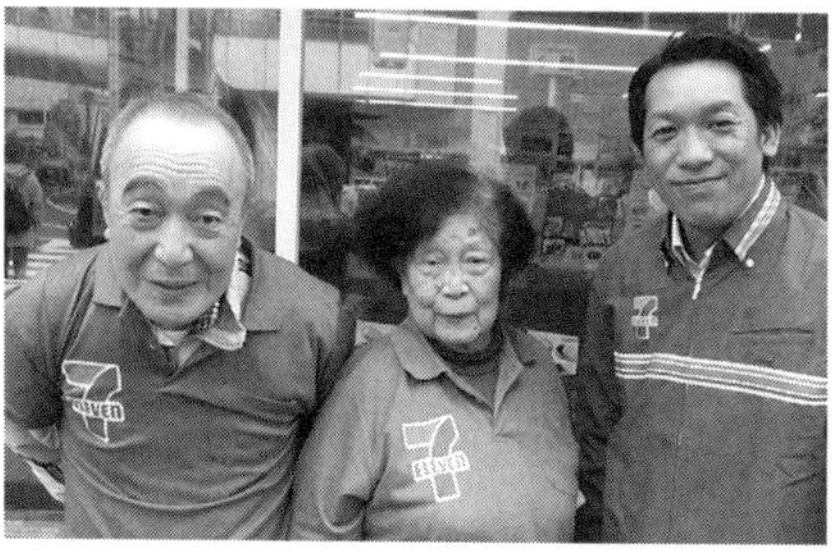

この5つのポイントのどれが欠けても「はたらくデイサービス」は実現していませんでした。

そしてこれらのポイントは、これから何に取り組んだとしても、何を目指したとしても、必ず役に立ちます。

使い熟せるかどうかは、訓練次第です。

「怒り」を行動に変える

前章でもお伝えした通り、介護職の現在の待遇には心底怒りを感じています。

ここで、そもそも給料とは何かを考えていきます。

給料＝働いた対価

という考え方があるのは、皆さんもご存知の通りです。そして、対価を得るためには、給料を支払う人にとって、価値があるものを生み出していかないといけない考え方があることも同様にご存知の通りです。

その関係性の考え方は、対象が会社であっても、市であっても、国であっても変わりません。

では、私達の給料の基となる国や介護サービスの利用者さんが求めていることとは、価値があることとは何か。1つは介護サービスに関わる職務を全うすることです。しかし、介護サービスに関わること以外にも、実は職務は沢山あるのです。

ここで、ケアマネジャーの職務として明言されていることを挙げます。

社会資源を生み出す努力をすること

国にとって、その地域にとって、福祉ニーズを充足する何かを生み出すことを職務として課せられています。

私は、このような職務を果たしていくことも、怒りの発散の方向性の1つだと考えています。私達介護事業者の要望が通りやすい環境を作っていくためにも、職務を全うしている姿勢は、必須ではないでしょうか。

誰だって口だけの人のことは、応援しないですよね。

行動することによって行政や、同業者、利用者さんから応援されるような存在になった方が、私達の声を聞き入れてもらえるとは思いませんか？

だから私は、何かを生み出すヒントはないかどうか、行動できることはないかどうか、アンテナを張っています。

とは言っても頭の片隅に置いておくだけですが……。

「この課題を解決するものは何だろう」と、心に留めておくくらいなのです。

そうすると、全く関係ない時間、関係ない場所でふと閃くときがあるのです。

行動のために人間関係を広くする

同じ業界、同じ業種の方達とだけ付き合いをしていると、視野が狭くなったり、固定的な考え方になったりすることが多くなります。

逆に業界や業種に囚われずに付き合いを広げていくと、知らなかった発見が沢山あったり、広く深く知識を増やすことができたり、ふとしたことで仕事につながったりと、メリットが多くあります。

もちろん、これらの人間関係だって生かせるかどうかは自分次第です。

しかし、まずはきっかけがないと、生かすもなにもありません。きっかけができる環境を作ってから、きっかけを生かせる訓練を行うのです。

では、どのようにして人間関係を広めていくのか。簡単です。色んな人が集まる団体へ所属することです。

同じ業界の団体も大切ですが、他にも所属した方がいい団体があります。同じ地域、経営者や管理者、興味のある分野など、いろいろな業界や職種の人が集まりかつ、目指す方向性が同じである団体に所属し、人間関係を広げていくことで、その団体での活動を楽しみながら、仲間と切磋琢磨し合い、関係を広げていくことができます。

私の場合は、居宅介護支援事業所を東京都江戸川区と千葉県船橋市の２ヵ所に展開しています。

それぞれの地域で居宅介護支援事業所の団体、地域の企業家が集まる同友会や、町内会など、さまざまな団体に所属しています。それらの団体に加わった理由は、人間関係を作る前に、取り組んでいる活動や勉強する内容に興味関心があったからでした。

そうすると積極的に活動に参加することができて、共通言語ができて、所属している他の仲間とも親交が深まっていったのです。

そして、関係性が広がったら、今度は関係を深めていくのです。

行動のための情報収集を欠かさない

関係を広げっぱなしでは、どれも薄い関係で終わってしまいます。広げた次は、深めることも欠かせないポイントです。

団体に所属し、しばらくすると、気の合う仲間が見つかります。ご飯に誘ったり、誘われたり、自然と団体を超えて時間を共有するようになったりします。そんな中で、それまでは話さなかったことも話すようになったり、悩みや夢も語るようになったり……。

正直、浅い関係のまま仕事につながることはなく、何かのきっかけで深い関係になったときに、仕事をもらえたり、仕事をお願いしたり、仕事が生まれたり、そんなことがあるのです。

もちろん、何の努力もなしに関係が広がったり、深まったりすることは一切ありません。しかし、地方議員に興味を持たれたあなたなら、きっとこのくらいの行動を起こすことの努力を惜しまないはずです。

行動を起こす中で、もちろん失敗もあります。イチローだって打率3割台ですから。10回行動して3回成功したら世界的大スターです。

振られても、食い下がるか。振り向いてくれる人と当たるまで当たり続けるか、選択は山のようにあります。

さて、私の場合は、誰に対してもまずはグイグイいきます。ときには生意気と捉えられる時もあります。受け入れてくれる人も、意気投合する人も、困惑する人も、拒否する人も、反応はさまざまです。

振られることなんてしょっちゅうです。嫌われることも日常茶飯事。でも私はそれでいいと割り切っています。

私のこの性格や態度を受け入れてくれる仲間とでないと、深い関係を築けないことがわかっているからです。

無理して人間関係を深くして、負担を背負おうとは、これっぽっちも思いません。ありのままの私を受け入れてくれる数少ない仲間達に日々感謝をしながら、生きています。

だからあなたも、無理のない範囲で、どんどん人間関係を広げて、深めていったらいいのです。

今回の「はたらくデイサービス」につながったきっかけは、数ある所属団体の中でも、それぞれで気の合った仲間達の想いを聞いたところからでした。

船橋市でコンビニを経営している仲間から「今、高齢者の雇用を推進していきたいんだけど、何かいいアイディアはないかな」と相談を受け、江戸川区で介護事業を経営している仲間からは「おもしろい事業をやりたい」と想いを聞いており、たまたま介護のイベントで知り合った仲間からは「認知症の方もはたらけるデイサービスで勤務している」と活動内容を聞いていました。

想いと想いを紡ぐ

地域や団体も違うそれぞれとの関係性の中で聞いた声ですが、これだけでも想いを紡いでいける可能性を誰もが感じることができるのではないでしょうか。これらの声が揃ったとき、瞬時に閃きました。

そして早々に３者を引き合わせ、コンビニ × デイサービスという「ななしょくプロジェクト」を発足させたのです。

全員の想いを紡ぐ形になるので、反対する者、尻込みする者は誰もいません。全員が前のめりになり、取り組み始めました。

私は、この世に０↓１はないと考えています。世の中で新しいと言われているものも、すべて何かと何かの掛け合わせでできていると考えています。

２０２１年の最近、ニュースで大きく取り上げられた、とある遊園地での有名なゲームの世界の再現だって、ゲーム×三次元の組み合わせです。

だから、新しいものを生み出したい、価値のあるものを生み出したいというときに一番大切なポイントは「何かと何かを紡ぐこと」。それが、誰かの声かもしれないし、サービスかもしれない、実績かもしれない。ヒントはどこに隠れているのかわかりません。今回のプロジェクトではたまたまはたらく場所を提供してくれる企業があって新規事業所を立ち上げる介護事業所がいて「はたらくデイサービス」立ち上げ準備のためのノウハウがありました。
それぞれの得意分野と想いを紡いだ結果、「はたらくデイサービス」の実現に近づいていったのでした。

ここで1つ、足りないカケラに気付いた方はいますか。そう、介護保険事業には欠かすことができない行政の存在です。私はよく、介護事業者と行政と政治家の関係をジャンケンで表します。

介護事業者には勝てない政治家（介護事業者は大切な1票）
行政には勝てない介護事業者（保険者はある意味権限を握っている）
地方議員には勝てない行政（地方議員は二元代表制によるチェック機関）

気をつけなければいけないのは、このジャンケンの関係は対立の関係ではないのです。よく「政治家は偉い」と勘違いしてしまう方がいます。しかし、政治家が偉いと勘違いしてしまうと、このジャンケンの関係性もおかしくなってしまいます。私達三者は、持ちつ持たれつの関係です。例えば、ある政治家が「自分は偉い」という態度をとっていた場合、その人の声に賛同しますか？　協力しますか？　その政治家の想いは形になりやすいですか？

大切なことなのでもう一度伝えます。

私達三者は、持ちつ持たれつの関係です。

皆と伴走していくという意識を忘れてはいけません。

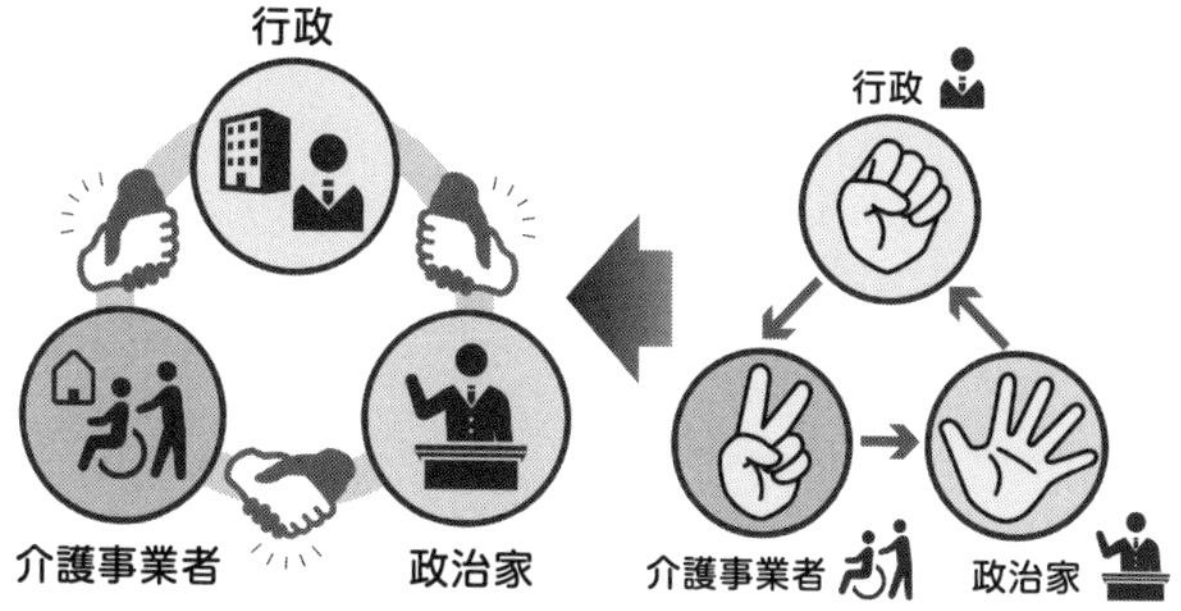

行政、介護事業者と共に伴走できる関係性をつくる

さて、ここまでで唯一登場していないのは、行政との話。

今回、船橋市では初めての取り組みである有償ボランティアということもあり、行政職員の方も慎重になっていたと考えられます。

しかし、私から介護事業者との話し合いの場を設けたいと相談したところ、快く承諾していただけ、早々に三者で集まる機会をいただいたのです。

そして、話し合いでは、どのような点に留意すれば、この活動を実現できるのかを具体的に共に考えてくれました。

市職員の方の下調べもあり、話し合いはスムーズに終わり、大きな問題もなく「はたらくデイサービス」は実現したのです。

他の自治体では、断られているケースや、謝礼金の発生は認めないケースも耳に多く入ってきている中で、国も推進していることだからと、未経験の領域に足

を踏み入れることができました。

ななしょくプロジェクトが実現し
実際にコンビニではたらいている利用者さんからは
「社会とかかわるのって、楽しいよ。生きがい。家ではひとりだから」
「家族も喜ぶってわかっちゃったら、もうやめられないよね」

介護事業所で働くスタッフさんからは
「利用者さんが輝く選択肢が増えたと感じています。このプロジェクトを始めたら、もう戻れませんね」

コンビニのスタッフさんからは
「『もう一度働けることがうれしい』と話してくれました。私達までうれしくなります。許されるまで私達も働いていきたいです」
という声をいただいています。

今回のことで、議員になってよかったと、心から思いました。でも、議員になっただけではなく、周りの方達と伴走していく姿勢で、日頃から関係性を作る努力をお互いにしていたからこそ、大きなトラブルもなく、形になったのだと思います。

介護事業者としても、政治家としても、どこか行政との関係を対立した関係だと認識している方がいると感じています。しかし、そうではないのです。

共に、地域をよくしていくための伴走者なのです。

私が次も選挙に立候補するかはわかりませんが、もしも継続するなら、今後も、市職員、地域の介護事業所と共に、新たな社会資源を創っていく努力をしていきます。

そして、その努力の積み重ねの結果、介護現場から出るであろう沢山の地方議員、国会議員と共に、私達介護職の待遇を上げるための交渉をしに霞が関や永田町に乗り込みます。

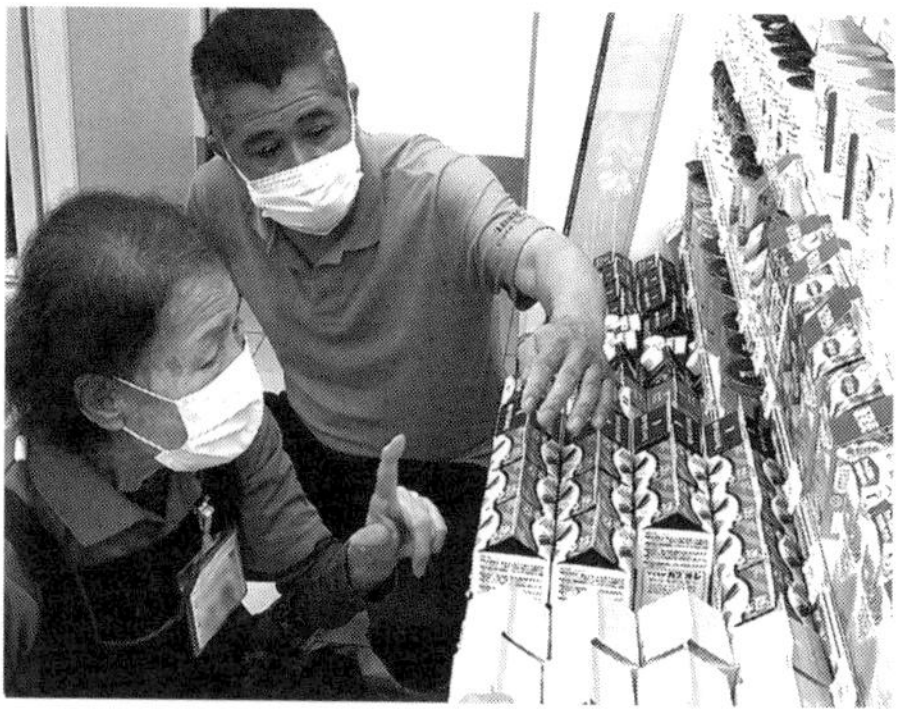

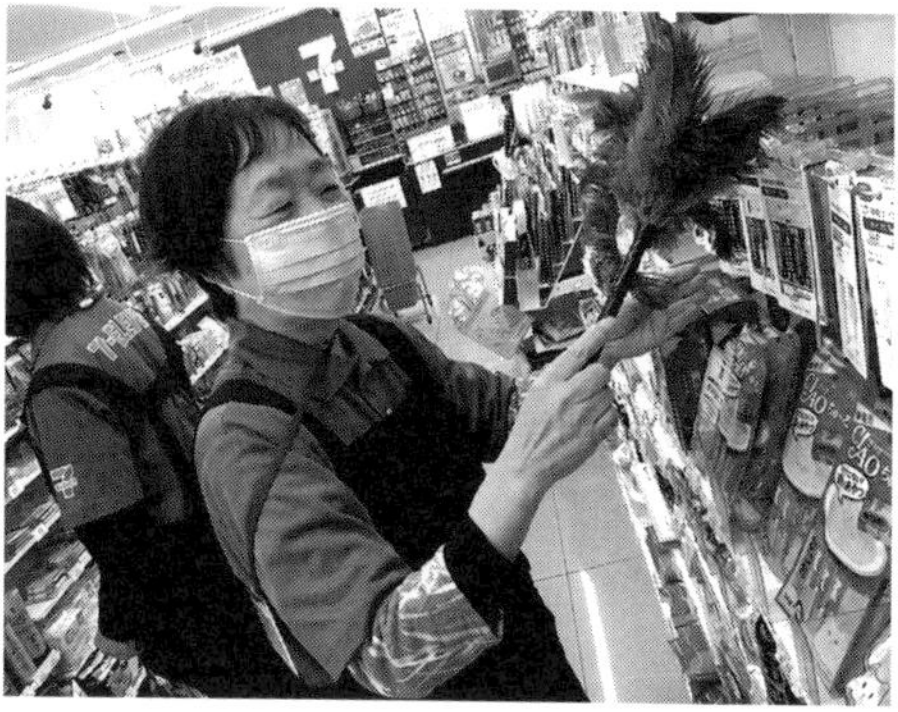

第2章

住宅改修・福祉用具の購入が自己負担だけでできる!

現役ケアマネジャー
東かがわ市議会議員
山口 だいすけ

住宅改修の補助

介護保険では生活を維持するために住宅を直す場合、1人生涯20万円(自己負担1割の場合、本人負担額2万円、補助18万円)の補助を受けることができます。余った場合は持ち越しも可能なので必要に応じて使うことが可能です。ただし要介護度が3段階以上あがった場合や、転居した場合は再度20万円の支給額が設定されます。同じような制度に福祉用具購入というものがありますが、こちらは1年間で10万円までの補助が受けられ、年度が切り替わるとまた10万円を上限に補助が受けられます。

実はこの住宅改修（福祉用具購入も同様）は、基本的に施工業者に全額支払った後に補助分を申請し変換してもらう「償還払い」という方式が主流となっています。しかし、このやり方では年金のみの方はなかなか工事着工が資金的に難しく、予防を目的とした住宅改修になかなかつながらないデメリットもありました。そこで「受領委任払い」といって、本人負担分のみを施工業者に支払い、施工業者が補助分を市に申請する方式を導入する自治体が増えてきました。

東かがわ市では僕が議員になった翌年度にこの方式が導入されました。実はこの制度、採用されていない自治体も非常に多かったりします。理由は、本人負担が抑えられることで安易に住宅改修する人が増えるかもしれない。そうなると介護保険料が増加していくというのが見送られる大きな理由と言われています。

東かがわ市も別の議員が何年も前から訴えていましたが、なかなか採用に至りませんでした。そんな中、議員になって1年目の僕がどうやってこの制度導入の後押しができたのか。皆さんにお伝えしたいと思います。

対象範囲

住宅改修や福祉用具購入はどんな改修でもできる訳ではありません。計画書に基づいて申請した次の内容がその対象になります。また福祉用具はホームセンター等でも販売していますが、購入先の基準もありますので、購入の際は必ずケアマネジャーにご相談ください。

住宅改修の対象範囲

（1）手すりの取付け
（2）段差の解消
（3）滑りの防止及び移動の円滑化等のための床又は通路面の材料の変更
（4）引き戸等への扉の取替え
（5）洋式便器等への便器の取替え
（6）その他前各号の住宅改修に付帯して必要となる住宅改修

福祉用具購入の対象範囲

（1）腰掛け便座（ポータブルトイレ等）
（2）自動排泄処理装置の交換可能部品
（3）入浴補助用具
（4）簡易浴槽
（5）移動用リフトのつり具部分

手すりはまだ早い

ケアマネジャーをしていて悔しい思いをする瞬間。これを読んでる皆さんもいろいろ経験していると思います。

例えば、手すりを使ってほしいと思っても「お金もかかるのでまだ行ける。そこを持つから」といってタンスや、扉の枠の部分を指さされた経験ってないですか？お風呂の手すりを勧めても「ここ持ってるから」とタオル掛けを指さされるなど。

あったほうがいいとはみんなわかっている。でもお金のことを考えると、どうしても改修に進まないのが現状だと思います。でもこういった住宅改修は、まだ行けると思ってるときにこそ必要なものなんです。本当に困ったときは手すりの設置だけではすまない状況になっていることがあります。

介護保険のほとんどの支援が自己負担分だけを支払うことで使用できるのに、なぜ住宅改修と福祉用具購入だけが全額を負担しないといけないのだろうか。地域によったら自己負担だけでできるところもあるのに……長年ケアマネジャーをしながらいつもそう考えていました。

でも結局は自治体が決めることで僕らは何もできない。誰かが変えてくれたらうれしいのにとただ思うことしかできませんでした。

僕は議員になった現役介護職だからできる方法

介護業界やそこに関わる人を守るためには自分が議員になるしかない。そう思って議員なった僕はまず最初に、住宅改修の受領委任制度の導入ができないか働きかけることにしました。いろいろ調べた結果、大きく分けて次の4つに気がつきました。

①県内で既に実施している自治体があった

まずは県内に受領委任払いを実施している自治体がないかを探すことから始めました。すると当時2つの自治体で導入されていることがわかりました。自分が関わっている住宅改修を行っている事業所にヒアリングしたところ、使いやすいと利用者さんが喜ばれていることがわかりました。

②既に提案をしていた議員がいた

僕が議員になる2年前から毎年このテーマを取り上げていた議員がいることを知りました。ただその方は僕が当選した時に勇退されていたため、これまでどういう働きかけをしていたかは議事録からしか計り知ることができませんでした。そこで何かヒントがないか、議事録を読み返すことから始めました。ケアマネジャーが一番得意とするアセスメントの考え方です。

③市長の答弁で「事業者の理解、同意が必要」とあった

1年前の一般質問の答弁を見ると、市長が「事業者の理解、同意が必要」と述べていたことがわかりました。通常であればすぐ現金収入になるところが、受領委任払いになると数ヵ月の間事業者は収入が入りません。ただヒアリングした時には事業者は制度が導入されたらいいと思うという回答がほとんどでした。

「このギャップはなんだ？」

市役所で確認したところ、既に実施している自治体の情報はしっかりつかんでいましたが、業者の声というところはなかなかつかめていないということがわか

りました。

「これだ！」

ようやく現役ケアマネジャーだからできることが見つかりました。そう、実際に事業所の声を集めてくることです。すぐに、実施している2自治体の事業範囲である事業者にアンケートを送付。実際に受領委任払いが導入されてどうだったかの声を集めることにしました。

結果として返ってきた事業者のほぼすべてにおいて「受領委任払い制度の導入がいい」という回答でした。他の意見としては「償還払いも受領委任払いも両方選べるようにしてほしい」「所得に応じてというような制限はかけないでほしい」という声も上がってきました。

この結果をまとめて、市役所担当部署に提出。「これで事業者の理解、同意は問題なくなりましたね」と笑顔で伝えることも忘れずに行いました。

市役所が懸念していた大きな課題の1つ、受領委任払いは事業者に負担ではないかという壁が崩れた瞬間でした。

④条例ではなく要項だった

最後に気にしていたのは、この制度が条例かそうでないかということでした。幸いなことに今回の制度は条例ではありませんでした。

一般的には知られていませんが、実は計画や規則などのほとんどが議会の承認を必要としていません。条例であれば議会で賛成多数の承認がなければ変更することはできませんが、それに比べ要項や規則であれば議会にかけることなく市役所の判断で修正や作成を行うことが可能です。条例や大きな予算を動かす場合、新人・無所属・無会派では多数決の原理から非常に厳しい。でも要項や規則であれば新人でも変えるための働きかけができる。これを見つけたことが議員活動の幅を広げる大きな一歩でした。

自分の町の常識は他の地域でも常識とは限らない

このように政治家は制度を変えていく力があります。言うだけでもいつかは変わるかもしれない。でもそれがいつになるかはわからないし、何より変わった制度が本当に使い勝手のいいものになっているかは保証がありません。大事な点を伝え、それがきちんと変わっていくかを調査し続ける。それができるのが議員という仕事です。

思い出してください。隣の市は支援があるからいいな。こう思ったことが一度は有るはずです。もし自分の市にも同じような支援が導入されたらいいなと少しでも思ったのであれば、ぜひ政治家になるという選択肢を頭の片隅に浮かべてください。

第2章

学校介助員を通年で雇用できる体制の整備

現役ホームヘルパー
江戸川区議会議員
神尾 てるあき

学校介助員とは

学校介助員制度は、区立の小学校または中学校において支援を要する児童・生徒の学校生活の介助を職務とする制度です。身体障がい等により、学校で支援を要する状況が生じた場合に、登録されている方の中から随時学校へ紹介され、その後、学校における面接を経て臨時職員として採用されます。具体的には、校内での移動・排泄の補助、授業でのノート取りの補助などを実施しています。

私が実際に支援に入っている子ども達にも、この制度を利用している方がたくさんいます。江戸川区では、円滑かつ安全に学校生活を送れるよう、昭和60年頃から同制度が施行されています。利用者さんが支払う金額は0円であり、経費は全額江戸川区が負担しています。

学校介助員の課題

この学校介助員の雇用期間は、臨時職員取扱要綱第4条において6カ月以内とされ、事業執行上やむを得ない場合に、1回に限り最長6カ月を超えない範囲で更新することができるとされていました。つまり、1年以上にわたり同様の学校介助員を継続雇用することは認められず、最低でも1年の内に1カ月間は休業期間がなくてはなりません。区立学校の夏休み期間が8月末までであった時期は、この8月の夏休み期間に学校介助員の休みを1カ月確保することができました。しかし、当時の江戸川区は8月25日前後から新学期がスタートするため、8月中も学校介助員が必要な状況が生じていました。そのため、年間を通して同じ学校介助員を雇用することができず、支援を要する児童・生徒またはそのご家族から不安の声が多く出ていました。

地方自治体の非正規職員の増加

この問題の背景には、地方自治体の非正規職員の増加という実態が窺えます。地方自治体の職員数は、1994年の328万人をピークとして、その後は減少を続けています。これに加えて、市町村合併による組織再編によって、更なる職員数の削減が進みました。ところが、これを具体的に見てみると、地方自治体の正規職員が減少した一方で、非正規職員が増加しています。これらの非正規職員は、一般事務だけでなく、保育、給食調理、図書館職員、ケースワーカー、消費生活相談などの専門職種にも広がっています。しかし、給料は正規職員の半分程度です。また、任用期間は1年以内の期限付きとされ、再任用の繰り返しによって何十年働いたとしても昇給はしません。通勤手当など各種手当も不十分なことが多く、年休などや休暇制度においても正規職員との格差があります。全国の地方自治体で行政コスト削減のための非正規職員の増加が進められた結果です。しかし、本来、住民の暮らしを守るべき地方自治体の行政サービスが、このような理由で運用しにくくなっていくのでは本末転倒です。

通年雇用の重要性

学校介助員を通年雇用できないという問題に対して、8月の期間中だけ別の学校介助員を補充して、支援を確保することは可能です。しかし、支援を要する児童・生徒にとって、慣れ親しんだ介助員が変わるということは精神的な負担が大きいのです。ましてや夏休みのように長期間学校がない状況が続くと、子ども達はより不安定になるので、これを強いることは適切ではありません。私がこの問題を議会で取り上げる前から、障がいを持った子ども達のご家族や支援者から、学校介助員の通年雇用を求める声は行政に伝えられてきていました。ところが、「なぜ通年雇用で同一の学校介助員が入らないとダメなのか」「1カ月だけ別の学校介助員が入ればよいのではないのか」という部分が行政には理解できないのです。私は、10年以上にわたり障がい者支援に携わっていますので、途中で支援するスタッフが交代することの精神的な負担がどれほど大きいかを理解しています。例えば、実際の支援の現場において、私が担当する時は穏やかな性格であっても、他のヘルパーが担当するとパニックを起こすというケースがありました。また、その逆で、他のヘルパーが担当する時は大人しいのですが、私が支援に入ると攻撃的な行動をとるというケースもありました。このように、障がい当事者と支援に入る者の両者の関係性により、個別具体的に支援状況は変化するのです。行政とのやり取りをしている中で、ここの感覚的な乖離が相当程度あるのだと痛感しました。

法令上の規定

調査を進めたところ、学校介助員については、法律や条例・規則で規定があるわけではなく、各自治体の判断で運用されていることがわかりました。つまり、江戸川区であれば、江戸川区教育委員会の教育長決裁で運用を変更することができるのです。一方、学校介助員に適用される「臨時・非常勤職員及び任期付職員の任用等について」定めた平成26年7月4日の総務省通達によると、「任期の終了後、再度、同一の職務内容の職に任用されること自体は排除されるものではない」「再度の任用の場合であっても、新たな任期と前の任期の間に一定の期間を置くことを直接求める規定は地方公務員法をはじめとした関係法令において存在しない」とされています。これによれば、同じ学校介助員を通年で雇用することは法令上問題ないと思われます。また、平成28年4月から施行された障がい者差別解消法では、「障がいのある人から社会の中にあるバリアを取り除くために何らかの対応を必要としているとの意思が伝えられた時に、負担が重すぎない範囲で対応に努めること」、いわゆる合理的配慮の提供が定められました。この法律の趣旨に鑑みても、学校介助員は通年で同一の者を雇用できる体制にすべきであると区議会本会議の壇上で提案しました。

本会議での答弁

私の本会議での質問に対して、当時の教育長からは「学校介助員を通年雇用できるようにしてほしいという声は、実際に学校や教育委員会にも届いている。これまでは特別支援教育推進員制度で対応していたが、通年で同じ介助員が支援に入った方がよいという点は感じている。現在の制度では、通年雇用が難しいため、非常勤や委託などの多角的な人的措置を検討する」という趣旨の答弁がありました。その後、この本会議でのやり取りを受けて、学校介助員は、「臨時職員」から「会計年度任用職員」に変更されました。会計年度任用職員とは、4月1日～翌年3月31日までを任用期間として採用される職員のことをいいます。任用期間満了後、再度の任用も認められます。この制度変更により、江戸川区の学校介助員は、1年間を通して、同じ介助員が支援に入ることが可能となりました。

現在の学校介助員制度の概要

令和3年度の東京都江戸川区の学校介助員制度の概要は以下の通りです。

区分：非常勤職員（地方公務員法第22条の2第1項に基づく会計年度任用職員）
職名：障害児介助員（小学校）、障害児介助員（中学校）
職務内容：区立の小学校又は中学校における、支援を要する児童・生徒の学校生活介助等
任用期間：欠員等の状況に応じて随時（最長年度内3月末日まで）。
勤務状況や就労意欲、人事評価等を考慮して、令和3年度以降も再度の任用の可能性があります。
処遇：日額　※1日最長7時間
（注）1日6時間以上の勤務の場合、1ヵ月あたりの勤務日数は15日以内です。
小学校
7時間勤務／7,833円　6時間勤務／6,714円　5時間勤務／5,595円
中学校
7時間勤務／8,386円　6時間勤務／7,188円　5時間勤務／5,990円
通勤手当は、通勤経路により、月額上限55,000円の範囲内で規定により支給。
勤務条件により雇用保険に加入。

※参考：江戸川区ホームページ　令和3年度　区立小・中学校　支援を要する児童・生徒の介助員登録募集（会計年度任用職員）（https://www.city.edogawa.tokyo.jp）

オンライン授業実施時の学校介助員

学校介助員の通年雇用については、私が支援現場の中で聴いた声を基に一定の解決を得ることができました。しかし、また新たな課題が浮上しています。それは、オンライン授業実施時の学校介助員の在り方についてです。国は、1人1台の端末と、高速大容量の通信ネットワークを一体的に整備することで、特別な支援を必要とする子どもを含め、多様な子ども達一人ひとりに個別最適化され、資質・能力が一層確実に育成できる教育ICT環境を実現するとしてGIGAスクール構想を打ち出しました。この構想の予算には、障がいのある児童生徒のための入出力支援装置の整備費用や緊急時における家庭でのオンライン学習環境の整備費用も含まれています。さらに、新型コロナウイルス感染症の影響により、このGIGAスクール構想は、当初の予定であった令和5年度末を前倒しして、令和2年度末までに実現を目指すこととなりました。一方で、新型コロナウイルス感染症は、執筆をしている令和3年4月時点でも、収束のメドが立っていません。今後、学校教育が家庭でのオンライン授業になる可能性もあると感じています。しかし、学校介助員制度は、学校での介助が前提となっているため、自宅等でのオンライン授業が実施された際にも、これまでと同様の支援が実施されるのかという不安の声が届いています。各家庭においても、学校介助員が派遣できる制度の実現が求められています。

第2章

避難所で起きたこと

現役ケアマネジャー
岐阜県白川町議会議員
梅田 みつよ

発生当日
平成30年9月4日17：50

停電

台風の豪雨災害により、町内の一部の地域が数日間停電しました。停電した地区は白川町の北エリアの一部と、お隣の地区の東白川村の一部でした。そのエリアは峠越しに同じ電線で供給されているため共に電気が遮断したというわけです。「生活が止まる」とにかく非常事態です。停電で各地の悲鳴が相次いで報告されました。トイレの水が止まる、冷蔵庫が止まる、目の前が暗くなる、大慌てです。いかに電気に頼って生きているのか、いかに電気に恵まれた生活をしているのか、その時になって痛感する次第です。私の家ももちろん一時停電して右往左往でした。わかっちゃいるけど、という訳で、その時にならないと行動することができない人間の弱さでしょうか。普段の準備が大事なんですね。

平成30年9月5日11：40

呼び寄せたもの

ＳＮＳに興味を示してくれている人は知り合いだけではありません。それを証明したのが、ＳＮＳのネットワークです。そう、私に一本の電話、ではなく、一通のメッセージが届いたのです。それは、「ペットに困っている人はいませんか？ペットがいるから避難を躊躇している人はいませんか？　そんな人がいたら、ぜひ私に預からせてください！」という通知でした。それには「うちで、犬2頭、猫2匹までお預かりすることができます」。さらに続き「連れてこられない方もあると思うのでこちらから迎えに行くことができます」とペットショップＤ様から。なんと心強いメッセージでしょうか。私の心に落雷です。さらに話を進めると、その人は、なんと白川町出身の人。豪雨のニュースや私のＳＮＳを通じて被害状況を心配して、自分が役に立てる事はないかと模索して勇気を出してくださったのです。もちろん白川町出身ですから、町の地形をよく知っておみえですし、避難しなければならない状況である事も推測されていました。近年、ペットがいるがゆえ避難できないケースが起きているので、それが町で起きているのではないかと案じてくださったということでした。涙が出ますね。だって、迎えに来ますって言っても、その人自身の安全保障はないのですから。私は、すぐに行政に連絡し「このようなケースについての対応は町内にはないと思います。この方のご好意をどうか受け止めて緊急アナウンスしていただけませんか」と依頼しました。担当職員のＴさんも「わかりました！　すぐ各自治会にアナウンスします」と、連携をとってくださいました。そして該当者がいないことを確認をして、ホッと胸を撫でおろし、ペットショップＤ様に連絡しました。今後もそういったときはいつでもご連絡くださいと言ってくださいました。行政の方も素早い対応をいただき、本当に頭が下がる思いでした。一連の事柄を経て、人の心って物事を動かす力になるんだなと、そう深く感じた瞬間でした。

平成30年9月4日12：30

災害が発生するとき

私の仕事はケアマネジャー。台風予測が入ると、そわそわしてしまいます。台風や豪雨などの警報や避難勧告等が出そうになると、皆さんがやってみえると思うのですが、特に気になる利用者さんに連絡しますよね。「これから雨がひどくなる予報です。避難してください」その他、ストレートに「生きてますか？」「大丈夫ですか？」「食べるものありますか？」といった内容を電話で聞き取りします。日頃の声と違わないか、心の不安は隠れていないか、声のトーンで丁寧に聞き取ります。取り巻く家族の状況確認や、安否確認も欠かせません。

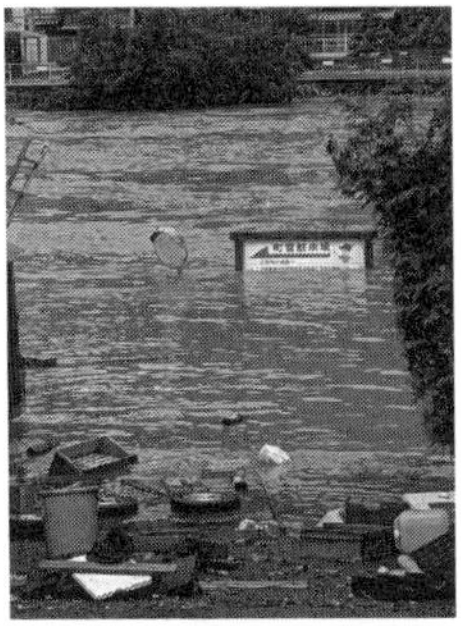

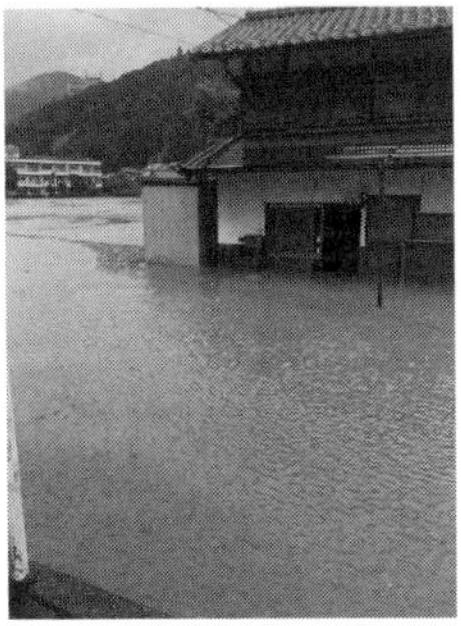

避難所

災害の夜、私は避難所に詰めました。避難所では炊き出しが行われていました。議員と言えども、避難所が開設したらすぐに向かえるわけではありません。仕事から帰ったらササッと食事を済ませ、簡単にシャワーを浴び、慣れない消防着に身を包みます。何を持っていくという決まりはないのですが、お菓子や飴、飲水、携帯のバッテリー、タブレット、タオルに着替え、と。自分が避難するかのごとく準備して、オムツも車に詰め込みます。もはや職業病でしょうか。低血糖になる人がいたらいけないとか、雨に濡れてくる人がいるかもしれないとか、排泄に困る人がいたらオムツを出そうとか、やたらと妙な推測をしながら荷物をまとめるわけですから荷物が増える増える。肝心の私の顔はすっぴん！　眉なし状態です。できれば見ないで。しかし、もう一つの課題としては、女性議員が避難所へ行くのは、正直喜ばれません。簡単に言えば避難者が一人増えるということだからです。警戒中の消防団の負担になります。うろちょろできません。途中で事故でもして手間をかけるようなことになったら意味がありません。そうはわかっていても、家でじっとしていることができませんでした。

平成30年9月4日21：30

消防団員から学ぶ

避難所にはいつもより多くの避難者が集まっていました。災害の規模と比例してくるものと思います。そこにはいつも消防団の方々がいて、がっちりと守ってくれていています。

私は議員になるまで消防団の本当の活動を知らずにいました。操法大会を見学に行き「足が速いな。すごいな」くらいしかわかりませんでした。筋肉痛や肉離れになる団員もいると聞いています。非常に辛い訓練の先にはそれに耐えた厳しさを併せ持った頼もしい団員の姿になるのでしょう。そんな皆さんの事をわかっていないことを承知ですが、この頃、大津波や大震災が起きるようになってメディアを通して活動が取り上げられるようになっ

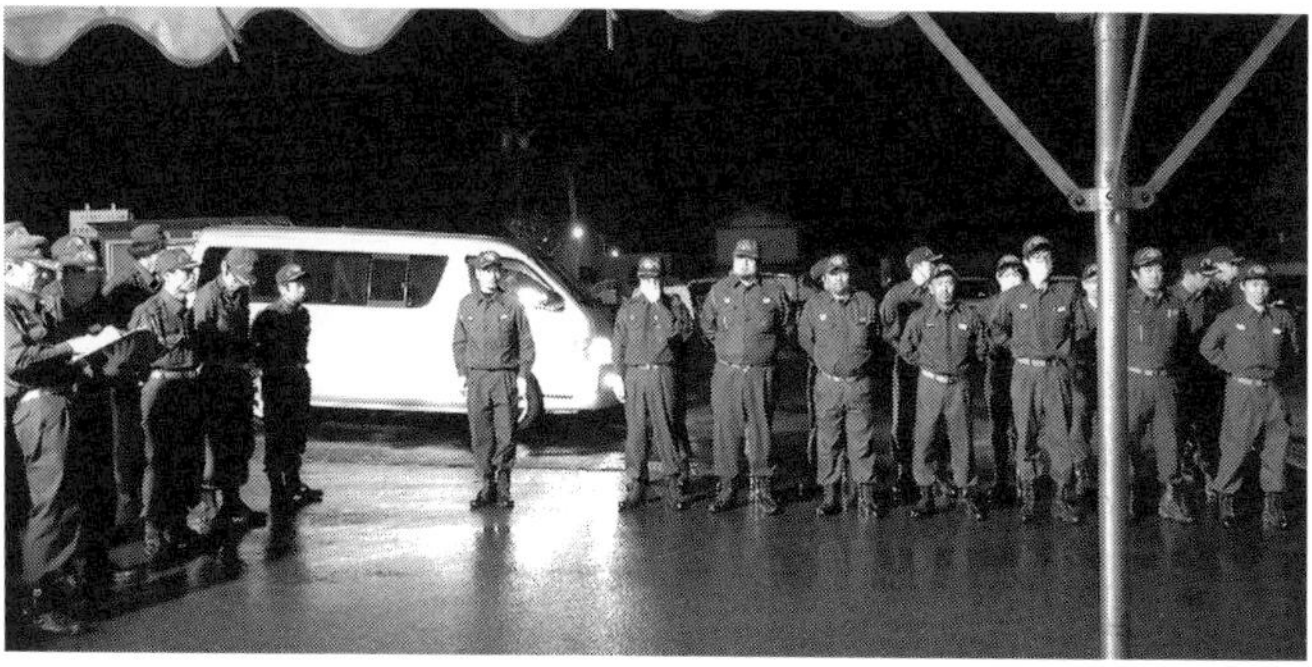

てきてわかったことがあります。それは「命がけ」ということです。生の現場、本物の消防団の活動を目の前にするのはそう滅多に経験できるものではありませんが、すごい活動だと思います。それに、もっと大事なことは、皆さんご家族がいる人ばかりなんですよね。どのような思いでここに来ているのだろうと考えると、心が痛む思いです。特に凄いと感じたのは、こんな緊急事態でも0団長は、その団員の緊張感をいかようにも操り、団をしっかり率いていたことです。「使命感」とはこういう人から学ぶのだと思いました。

平成30年9月4日22：00

避難所のご高齢者

避難所にはかなりご高齢のご婦人がいらっしゃいました。いつも避難する人ではなく、避難そのものが不安そうでした。そんな心が読み取れた私は、すぐに座布団を敷布団にして、隣で添い寝をしました。傾聴ボランティアみみずくの会員としては頑張らないといけないシーンです。おもしろい写真を見たり、他愛もない談笑をしました。少しばかりか心を解きほぐすことができたのではと思います。大雨や風が吹く中でしたが、避難所の中は、ゆっくり時間が過ぎました。今思えば、コロナ禍でなかったことは幸いでした。

平成30年9月4日23：30

ご縁とピンチの関係

停電で起きることはそれだけではありません。

夜中を迎えた頃、事件が発生しました。在宅酸素を使っている患者さんの酸素がピンチだと支所長に連絡がきたのです。緊張が走りました。患者さんの家族はまだ夜勤の仕事で家に不在でした。停電した家の中でどれほど不安な夜を迎えていただろうと思います。酸素は止まれば命とりです。時間は刻々と過ぎます。しかし、この危機的状況に居合わせたのも何かのご縁でした。

「そうだ！　私には在宅酸素業者の知り合いがいるじゃないか。まずそこに連絡しよう！　何かヒントがあるかもしれない！」すぐ携帯から連絡先を拾いました。すぐに業者につながり、事情を急ピッチで説明すると、偶然にも、その電話の向こう人は、そのピンチの患者さんの担当業者さんではありませんか。こんなことあるんですね。喜んだのも束の間、道路は雨量規制で通行止めでその担当者さんは来ることができません。しかし、時間は待ってくれませんので「今できることを指示ください！」とお願いすると「非常用電源はありませんか？発電機はありませんか」と電話の向こうで言っています。支所長は「よっしゃ、それなら、対応できる」と、すぐに地元の消防団へ連絡してくれました。そして消防詰所にある発電機を運んでもらうことができました。そうして患者さんの酸素の電源は確保され命をつなぎました。

夜更には台風が過ぎ、雨と風は小康状態になりました。避難者は一人ひとりと見送られ、無事に帰っていくことができました。一人も体調不良者はなかったことが何より幸いでした。私もほっと胸を撫でおろし消防団の方々へお礼を告げて帰宅しました。災害時の避難所はこ

発電機

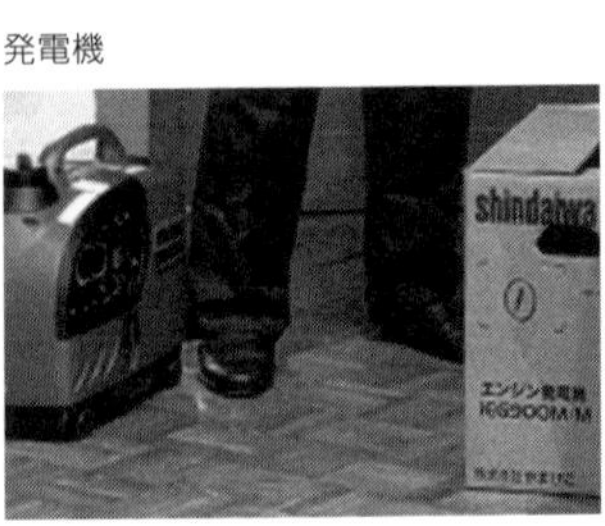

ういったことの連続です。これ施設や利用者さんの急変対応や、患者さんの救急対応に似ていますね。緊急時の対応は、より具体的にシュミレーションしておくことが必要だと、私達は習ってきたと思いますが、皆さんに改めて言いたいですが、こういう訓練もひとつも無駄になりません。

平成30年9月5日1：00

現場に答えがある

私は重機で土砂を取り除いたりはできません。消防の訓練もしていません。議員としても半人前、いやそれ以下です。一体、議員が避難所に行くってどういうことなのかと、向かいながら考えていました。意味があるいのかないのかどうか真剣に考えるわけです。でもね、やっぱり現場に答えがあるんですよね。ケアマネジャーの仕事もそうですが、現場に行くとわかる事があるじゃないですか。これも皆さんが日頃から経験していることなのではないでしょうか。

そこで答えは、議員として、という前に、人として、福祉の仕事してきた経験者として、意味があるのではないかと考えを転換できました。経験してきた者だけがわかる、これまで培ってきたものがあるじゃないですか。行く価値が全くないことない！　と思いました。トイレに困る人はいないか、食事がとれない人はいないか、疾病を抱える人はいないか、気分がすぐれない人はいないか、この知識とスキルで少しでも避難者の方のお役に立てるのでは、と考えました。もっと言うと、私達のように福祉の仕事をしてきた経験者の方々が避難所でご高齢の方に寄り添ったら、もうそれって「スペシャル避難所」になるのではないでしょうか。ただ現実は事業所の人員不足の中で、それ以外の時間を他に使ったら休む間がなくなっちゃいますよね。夢みたいな話ですが、イメージできる現実的な話です。私達の活躍できる所って、こんな場所にもあるということをお伝えできたでしょうか。心身の観察と不調を早期発見できるのは、やはり経験がものを言いますね。

平成30年9月6日18：00

被災者の疲れを癒す

お隣の下呂市は温泉が有名ですが、その市も各所で土砂災害等が報告され、多くの避難者がありました。年々避難者の困り事は多くは分析されているわけですが、ハード面での対応には限りがあります。そんな中で、下呂市はその地域の資源を生かした対応策が取られました。それは、避難所と程ない温泉施設を無料で避難された方々に開放した、というスペシャルな対応です。それは仲間から「こんなんやってるよ！」と情報をいただき知りました。単純な私は「これならうちの町でもお願いできるんじゃないかな！」と「早速行政に伝えなきゃ！」というわけで議員仲間にも相談し、行政へお願いしてみることになりました。町内唯一の「道の駅温泉」の無料開放をお願いしたところ、町長はすぐに許可をしてくださいました。うちの町長最高！　そして、停電地区の方々へ開放されると広報無線でアナウンスされました。私も停電地区の方や地域の知り合いの方々にすぐ連絡を取りました。電気が開通した数日後、お聞きしたところ、停電中の地域の方々がご利用されたと報告され、本当にうれしかったです。自分だったらどうしてほしいか、という所も大事なポイントでした。だってお風呂って大事ですよね。清潔、衛生は、心の疲れも一緒に流してくれました。日本人の文化的行動です。

今でも停電すると、思い出し、迅速に判断された町の対応に何度も感謝します。それは「温泉」を通じて感じた人の温もりではないでしょうか。

待ったなしの議会

議会も待ったなしで開会しました。すぐに、避難所に非常用の電源となる発電機を配備できないか、と問いたところ、内容が取り上げられ、各主要地区の避難所となる5つの支所に発電機を配備すると町長の判断がされました。数ある会議や定例会のシーンの中でも、そのシーンを今でも覚えています。携帯用充電機器についても、後に、防災担当で検討され、各支所に配備されることとなりました。２０２１年には、岐阜県で停電時の在宅重度障がい児者非常用電源整備事業が発足したと、W県議より連絡があり感激しました。そして、現在の支所長は、「備えあれば憂いなしだな！」と自信を持ってくださり本当に心強い限りです。発電機の整備は、その後災害が相次ぎ、発電機のみならず自治会での強化がはかられています。

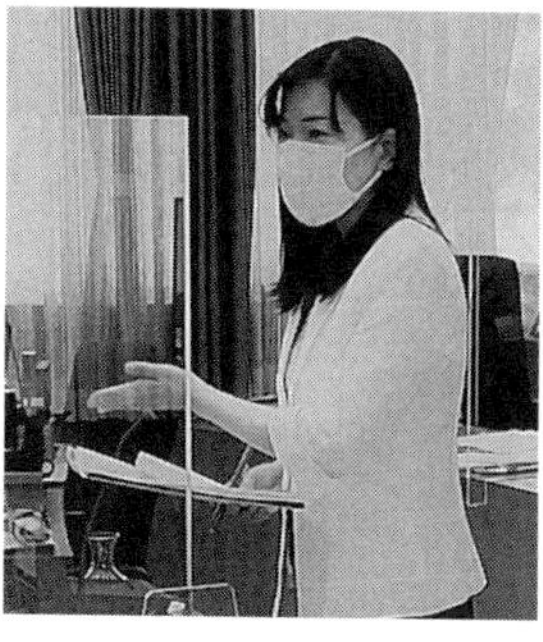

たかがSNS、されどSNS

ここの所、毎年のように台風や豪雨が発生し、平成30年、令和元年、そして令和2年も豪雨が続いています。

特に令和2年7月の豪雨は、飛騨川と白川が合流し、バックウオーター現象が起きました。河岐地区が浸水し、多くの家屋で被害が出て、災害本部である役場や駐在所にも水が来ました。平成23年に起きた豪雨災害も家屋の倒壊があるなど酷かったことを覚えていますが、再び自然災害の恐怖を再び味わいました。そんな中で、豪雨避難所の情報を知りたい人がいるということも知りました。それは、誰かの発信する情報やＳＮＳです。故郷を離れて暮らす人であったり、白川町にゆかりのある人であったり、知人友人恩人を心配する人であったりと、本当に様々な人が被災地へ心を寄せてくださっていることを実感しました。離れて暮らす子ども達は、実家の親は大丈夫か、親戚は大丈夫か、家は流されていないか、被害にあっていないか、と案じている人達だと思います。

発信する情報が、誰かの役に立つことがあるのならば、私はこれからも発信し続けたいと思っています。

何でも学びに変える

災害時には何が起きるかわかりません。避難所にいても何が起きるかわかりません。議員になった今でも、介護職を経験しているからこそ「わかる何か」「できる何か」があることを自信を持って皆さんに伝えたいと思い、このケースを選び、ご紹介しました。生きてるということは日々が学びです。

私達の、この一日一日の日々を、共に学びに変えていきませんか。

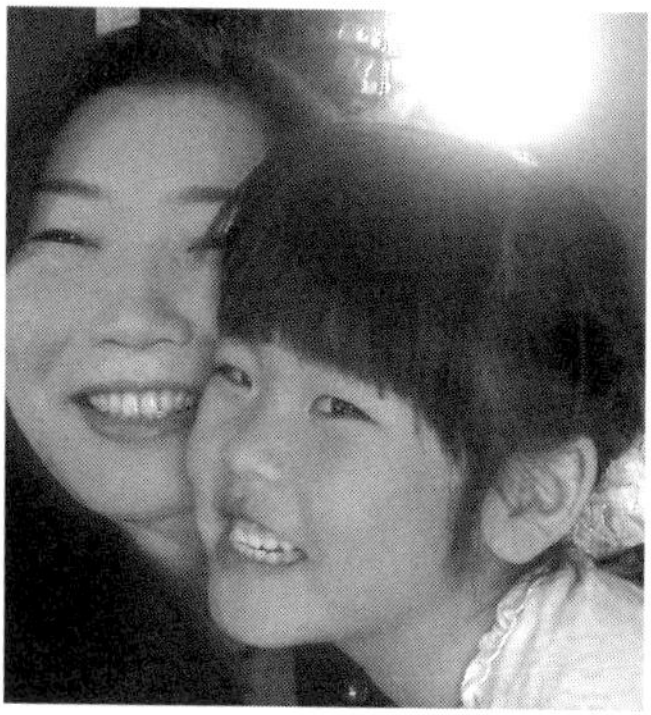

第2章

行政の中枢に介護現場の声が届き始めた

現役ケアマネジャー
岡崎市議会議員
前田 麗子

おそらく、読者の方にとって、私が皆さんの立場に一番近いのではないでしょうか?

この本は介護職の方に向けて書いています。一般の介護職の方で、「自分は政治家になってみたい」と考えたことがある人の方が少ないでしょう。

つい半年前までの私も、まさにそんな存在でした。そんな私が、この章を書くことで、お叱りを受けることがあるかもしれませんが、私は、介護職の皆さんが地方議員を目指すという選択肢を手に入れていただきたいと考えますので、私自身がどのような立場から地方議員を目指したかを正直に書きたいと思います。

地方議員になってわかった、我々の声は届いていなかった⁉

さて、私は現在も現役ケアマネジャーと地方議員の二足のわらじを履いて仕事をしています。ケアマネジャーの仕事について少しお話をします。

ケアマネジャーの仕事は、自宅で介護を受ける方に「介護計画」（居宅介護サービス計画書）を作る仕事です。ケアマネジャーは利用者さんのお宅に伺い、直にご本人やご家族の介護についての困りごとや、相談を受けます。

例えば、お嫁さんが「最近おばあちゃん、トイレに間に合わなくなってきたのよ。それで、部屋が臭いんだわ」なんて話を聞いたら、トイレに間に合わなくなった原因を探り、それを解決するために介護計画を練り直します。リハビリパンツを履いてもらうとか、介護保険を使ってトイレに手すりをレンタルするとか、トイレまでの距離が遠いのなら、ポータブルトイレを部屋に置くために介護保険を使って購入してもらうとか。もしかすると、足腰が弱っているためにリハビリを導入してトイレに間に合うために足の力を取り戻してもらうとか……。

ケアマネジャーはそんな風にして介護が必要な人達の生活を支援しています。

そして、ケアマネジャーは「介護保険の要」と言われる仕事です。つまり車輪のハブのように、ケアマネジャーが中心となり介護計画がうまく回るように、いろいろな事業所への連絡調整をしていきます。そのために、市役所

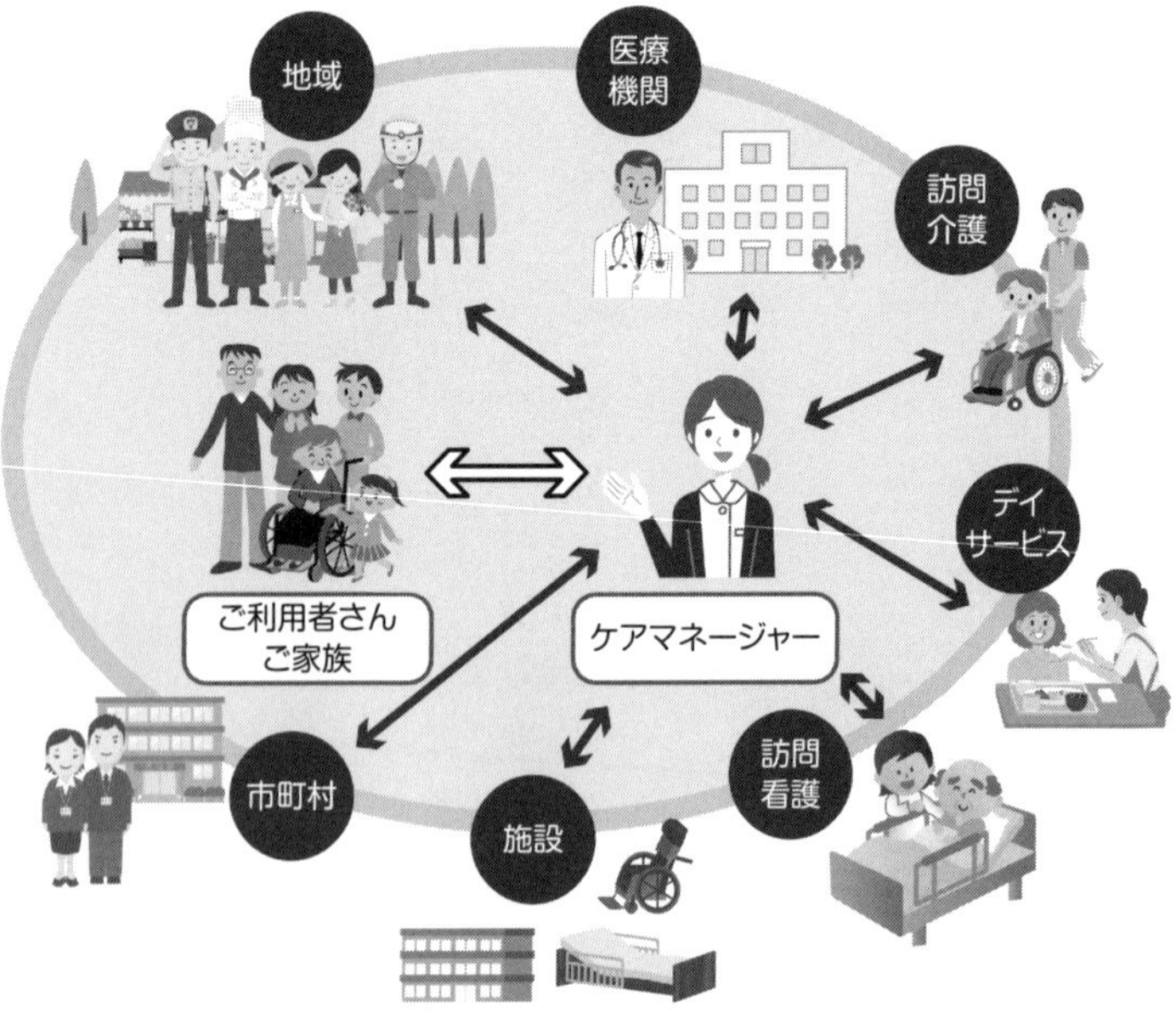

の窓口にも頻繁に行き、利用者さんに代わってさまざまな業務代行をします。
ケアマネジャーは在宅介護の現状を知っていて、何が問題点であるかがわかる存在。そして行政の担当窓口にも頻回に足を運ぶため、これまで私は窓口では時々改善要望などを伝えていました。

前田「この書類、本当に必要ですか？」
前田「これって、ケアマネジャーの仕事ですかねぇ？」
窓口の担当者は、毎回それはそれは丁寧に対応してくださっていました。
担当者「そうなんですよね。前田さんの仰ることはとてもわかります。そうなんですよねぇ……」

しかし、実際に地方議員になってわかったんです。何年も私が窓口や、ときには熱い思いを込めて窓口に電話で伝えていた要望は……。行政の中枢には届いていなかった！
一ケアマネジャーでは変えられないことが、この世には沢山あることを、議員になってはじめて知ったんです。

議員は議会で質問ができると知らなかった件

立候補をするまで、私が議員になるなんて、夢にも思っていなかったんです。（議員になるつもりなら、もっと違う生き方をしてきた。しかし時間は戻らないからね）

国会中継も「誰がこんなん見るの？」と見たこともなかった。市政だよりも熱心に読んだことがない、議会だよりなんて存在すら知らなかった！

だから、当選が決まり翌日に当選通知が自宅に届き、そのまた翌日市役所で当選証書授与式に出席した。授与式のあと、事務局さんから説明を受けたことは、私の知らないことばかりだった。

その中で、事務局さんが

事務局「さっそく、12月一般質問がありますから、よろしくお願いします。わからなければ、議事録を読んでいただいたり、過去の動画を観て勉強してください」

前田「……」

一般質問とは

市の施策の状況や方針などについて、報告、説明を求めたり質問すること。充実した能率的な議会運営を行うため、原則としてあらかじめ通告しておくことになっています。

（東京都羽村市ホームページより）

ポンコツ議員が当選一ヵ月後に一般質問に立つまで

そこから、とにかく猛勉強、猛準備の日々。どうやら、この一般質問を通して自分が議員としてやりたい活動について、市の制度や施策の状況を聞くことができるらしい……。ということがわかった。

であるならば、

「岡崎市の介護について聞いちゃおう！」

議員になる前は16年間介護職をやってきました。そのうち、８年間はケアマネジャーとして在宅介護の現状を目の当たりにしました。

議員としては一年生。さらに、一年生議員のなかでも、最もポンコツの私。ちなみに、当選順は当選議員37人中、35番目。ビリから三番目でギリギリ当選して議員。

それほど議員としてはギリギリではあるけれど……。介護についてはどの議員さんより、よく知っています。

「在宅介護の現状について、今介護の現場で何が起きているか、介護職の置かれた現実、介護家族の苦しみを一番知っているのは、きっと私である。だから、私は介護について一般質問で語る資格がある」そんな風に自分自身を奮い立たせて、一般質問に立つことを決めました。

定例議会の準備のタイミングで行政職員さんと話す機会を得る

岡崎市議会では、一年に3回「一般質問」をする機会をいただけます。一般質問は事前に執行部（行政のこと）に「事前通告」を出さなければなりません。いわゆる動画配信やテレビ中継をしている「議会」は皆さん原稿を読んでいますよね。内心、「なんで原稿の読み合いしてるんだろう？」「こんなことに税金使ったら、無駄遣いじゃない？」と思っていました。議会で読み上げる原稿、たかが原稿、されど原稿なのです。議員が質問をする内容、そして、それに対しての執行部の回答。大げさでなく、ここに命をかけているのが、議員であり執行部なのです。

命をかける、なぜ？

それは、議会の議場のマイクにのせた発言は、岡崎市が存続する限り未来永劫「議事録」という公的な文書となり保管されることになります。子々孫々、議事録を読めば、○年○月の定例議会でのやりとりを確認することができます。例えば、執行部が「○○の政策をやります」と議会の議場のマイクにのせて発言したとたん、これは公的な発言となり得るのです。

ですから、議会で読み上げる原稿には間違った数値やデータを載せることはできません。仮に議員が思い付きで、執行部に対して質問をしたとしても、軽々しく回答することはできません、公な発言となるからです。かつ、大切な税金を頂戴して議会は開催されます。議会にかかるすべてのコストは税金で賄っているわけですから、一人の議員がその場で思い付きで発言することなど許されることではなく、質問は練りに練って行わなければならないわけです。

大切な議会の事前準備期間、「会派室」と呼ばれる議員控室の前には、大勢の執行部の皆さんがドアの前でお待ちになっています。それぞれの手には準備した資料をお持ちになり、議員とのやりとりに備えてくださいます。「ヒアリング」

我々の市ではこの事前聞き取りをこう呼んでいますが、新人議員にとって、ヒアリングの機会は執行部の方と直接話せる絶好の機会です。はじめて臨む議会の準備のためのヒアリングの席で、ある執行部の方からこんなことを言われました。

「議会に介護の専門家が入ったことに、我々は期待しています」

「介護は難しい」
「介護は奥が深い」
「介護の制度は改正の度に変わるから複雑すぎる」

私は、介護のことしか知りません。議員になってからは、あまりにも議会のこと、議員の仕事内容について知らないでいたことを恥ずかしく思っていました。正直に言うと、勝手に心が委縮していました。いつもビクビクしていました。

しかし、大先輩議員の先生が異口同音に仰ることが、

「介護を理解するのは難しい」

ということでした。


さらに、執行部の方がこっそりと仰ってくれました。

「介護の専門家が議員になることは、とても意義があると思います。前田議員のように、長年介護現場で仕事をしてきた人が、議会で介護について話すということは、多くの人に説得力をもって受け止めてもらえる可能性があります。期待していますので、よろしくお願いします」


介護しか知らないことは、弱点ではなく、むしろ強みであったことを知った瞬間でした。介護の現場で何が起こっているか、介護で苦しむ人は、実際に何にどれだけ苦しんでいるのか。ケアマネジャーとして利用者さんのお宅へ伺う身としては、肌感覚でわかることです。現場を知る人間だから知ること、現場を知る人間しか伝えられない熱量があります。

議会を共に作り上げる「運命共同体」して顔の見える関係だからできること

地域包括ケアシステムの具現化。2025年、団塊世代の方々が後期高齢者（75歳以上）になられるタイミングが訪れます。日本の高齢者が急増するのです。国民の4人に1人が75歳以上になる計算だといいます。さらに、少子化、人口減少問題が加速するため、国の体制を維持できるかどうかは、地域包括ケアシステムが機能するか、どうかが大きな分岐点となっていると考えられています。

「大介護時代」といわれる時代がすぐそこまでやってきている。地域包括ケアシステムという名の通り、地域の力で地域の特色に合わせた高齢者施策が必要となってくるのです。

だからこそ、市民の代弁者である地方議員の中に、介護の専門家がいるということ、介護の現場を肌感覚で知っている人材がいることの意義は大変に大きなことであると考えています。

介護職の我々にとって、当たり前のワードとなっている「顔の見える関係性」「多職種連携」という言葉があります。

大介護時代を乗り越えるためには、地域の実情に即した地域包括ケアシステムを早急に具現化させる必要があり、地域住民、行政、事業所などが顔の見える関係性を作る必要があります。

人生を変える7つのステップの教え

私は毎日、介護についての思いをブログに書いて発信しています。第一章でも触れました、板坂裕治郎先生の教えを紹介します。先生の「人生を変える7つのステップ」というお話があります。（図参照）

自分ひとりで熱い思いを持っていても、それがどんなに素晴らしいアイデアや思想であっても、決して世の中を変えることはできません。

①熱い思いを　②見える化し　③公表して
④共感を得て　⑤協力者が現れ
⑥覚悟ができ　⑦世の中を変える

ことができます。

議員になる前、一ケアマネジャーだったころは、「①熱い思い」をいくら窓口で訴えかけても、なにも変わりませんでした。

ところが、議員になってから数カ月経ったころから、執行部の職員さんの中から、

「ブログ読んでます。すごく熱い方なんですね」

と、直接声をかけられるようになりました。

議員になったことで、ブログでのメッセージに影響力が出始めました。少しずつ、自分の理念「介護で苦しむ人をこの世からなくす」というメッセージが伝わるようになりました。

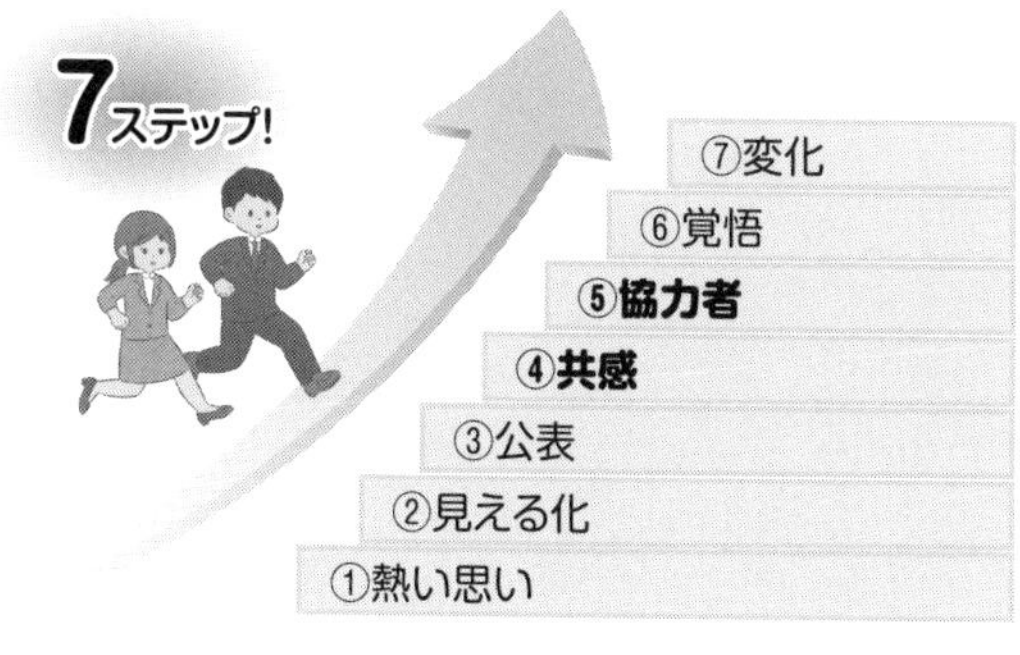
7ステップ!
⑦変化
⑥覚悟
⑤協力者
④共感
③公表
②見える化
①熱い思い

当選後2ヵ月は無所属の議員だったのですが、そのときに提出した「予算要望書」の内容が、あまりにも介護について熱く語ってあったため、個別に私の議員としての介護に対する想いを伝える機会をいただくことができました。

さらに、その後執行部の介護部門のキーパーソンとなる人物につなげて下さったことで

「岡崎市の介護をもっとよくしたい。日本一介護がしやすい街にしたい。その具体的な方法はわからないけど、しかるべきタイミングで協力を願いたい」ということを伝えることができました。

①熱い思い⬇②予算要望書で見える化し⬇③議員として公的な文書として公表したことで⬇④共感を生み⬇⑤執行部で話を聞いてくれる人が出てきて、さらにキーパーソンにつなげてくれたことで協力者が現れ⬇⑥議員としての覚悟が固まり⬇⑦介護の現場を知る人間が議員になったことで、変化を生む。

議員になるとは、行政の中枢に声が届くメガホンを渡されること

この一件でもわかるように、市民の票をいただいて当選をした議員は、市民の代弁者たる存在です。市がやりたいことに対して、ＹＥＳ、Ｎｏを決められる立場です。ですから、執行部の方は、議員の声に耳を傾けてくれます。

一ケアマネジャーであるときとは、届く声の大きさが違います。さらにその声を、行政の中枢に声を届けることができます。

昔、同じことを窓口で言いましたが全く何も変わりませんでした。「無理なものは、無理です」と、何も変わることはありませんでした。

しかし、議員となった今同じ内容を伝えると「それはおかしなことだね。担当者に確認して返事しますね」と回答があり、さらに、介護現場の改善などについてディスカッションすると、本当に改善するための具体的な方法までも教えてくれます。それだけ市民の得票により、議員になるというのは存在と発言に重みが出るということなのです。

行政も市民も介護職も見ている方向は同じだった

議員として中から見てみると、介護についての思いは、行政側も同じなのです。皆が、同じく「介護をよくしたい」と考えています。そのために変える必要があることは変えたい、でも、決まったことを変えるのは難しく、職員自身もジレンマを感じているような気がします。

市民の代表であり、さらに介護現場を知る議員が発言するということは、行政が動くための強い動機付けになるのです。

執行部の何人かの職員の方から、「介護の専門家が議員になられたこと、期待しています」と言われました。職員の方も、介護をよくしたいからこそ、このような言葉をかけてくださるのだと思います。

議会での質問は介護現場の実態を届ける内容であり、今、介護現場が何に困っていて、介護家族が何に苦しんでいるのか、そのために必要なサービスや制度は何であるのか？　介護という壮大なテーマに携わるには、任期4年という月日はあまりにも短いということは、議員になって知ったことです。

そして、一ケアマネジャーではできなかったように、たった一人の地方議員の声では国の中枢には届かないということも知りました。

だから介護職が地方議員になる必要がある

「一燈照隅　万燈照国」（いっとうしょうぐう　ばんとうしょうこう）

ひとつのともしびだけでは、隅しか照らせないが、その灯が万という数になると国中を照らすことできるという語。（最澄の言葉）

介護保険制度は国の方針に沿って決められます。国に動いてもらうためには、多くの地方で介護職出身の現場を知る議員が声を上げなくてはならないのです。

人の心は人の言葉で動かせます。介護についての熱い思いは、共感を生み、協力者が現れます。ポンコツな私でも、話を聞いてくれる職員さんが出現しました。ポンコツな私でも、声を届けるルートを見つけることができました。

もし、自分の中に熱い思いを見つけたら、是非、地方議員に挑戦してみてください。

第3章

介護職議員の一般質問は事業所を救える

第3章　介護の専門家が一般質問すると介護行政がこう変わる

現役ケアマネジャー
岡崎市議会議員
前田　麗子

一般質問は公的な質問であり、その議事録は未来永劫記録に残ります。介護の専門家が議員になり介護行政の運用方法について一般質問をすることは大きな意味があります。

「岡崎の介護をよくしたい」。介護を必要とする利用者や家族、介護事業者、そして行政も想いは同じです。しかし、一旦行政から通知が出ると事業者はそれに従うしか方法がありません。

介護保険を理解し、介護現場を知っている人間が議員の立場で一般質問をしたことで、一旦出た通達に訂正が入りました。一般質問がきっかけとなり行政が対話をしてくれました。

3年に一度の介護報酬改定は、行政も介護事業所も多大な負担を強いられます。国からの膨大な通達を理解して、行政は厳しいスケジュールの中で適正に運用していかなければならない。一般質問をきっかけに行政が通知を見直してくれる。介護職議員にはこんな可能性もある、というお話です。

1　コロナ禍における介護保険の行政運営について

(1)　介護事業所の現状

Q1　高齢者の方はコロナ感染により重症化リスクが高くなる傾向があります。そのため、介護事業所の皆様は、高齢利用者への感染予防について、細心の注意を払いながら、コロナの中であっても、介護サービスを止めないんだ。という気概をもって日々介護事業に従事されています。なぜなら、介護サービスとは高齢者の生活を支えることに直結するからです。

先日放映されましたNHKスペシャル「パンデミック　激動の世界『〝迫る介護崩壊〟新型コロナで揺れる老後」では『感染拡大の影響が介護現場を直撃し、経営難や人手不足に悩む介護事業所が相次いでいる』と報道されておりました。

コロナによって、介護事業所の方達は必死の思いでサービスを継続していらっしゃる様子がテレビに映し出されていました。

そこでお聞きいたします、コロナ禍における岡崎市の介護事業所への評価について、市はどのようにお考えでいらっしゃいますでしょうか？

A1　介護事業所が行うサービスは、利用者の方やその家族が生活を継続する上で欠かせないものでございます。このため、コロナ禍の厳しい状況下であっても、事業所が感染防止対策等に大変な努力をしながらサービスを継続していただいていること、また、職員の方も、自らの感染リスクがあるという不安な状況の中で、

一般質問とは

議員が市の一般事務に対して執行機関に疑問点を質問し、答弁を求めるもの

一般質問までの流れ（今回の場合）

前田

5/1 執行機関の担当者へ問い合わせ☎
⇦ 一般質問の原稿案を出す（たたき台）
⇦ 5/19 通告申出
⇦ 担当者とのやり取り（5回程度）原稿仕上げる
⇦ 6/1 原稿完成！

議会事務局[※1]

※1 議会事務局　議会のスムーズな運営を目的に置かれた議会自らの事務機構

※2 通告　一般質問の内容を事前に執行部に伝えること

5/19 一般質問通告[※2]受付開始
⇦ 5/24 受付締切

6/2 一般質問当日

日々感染予防を徹底して、対応していただいていることに深く感謝をしております。また、感染を恐れて利用控えが生じたり、アルコール消毒液の設置を始めとした臨時経費の増加等により、厳しい経営状況の中、サービスを継続いただいていることも理解しております。

(2) 課題

Q1 事実、コロナの影響により介護事業所の稼働率低下により、売り上げが下がった事業所があることも伺っています。

そこで、厚生労働省は事業所へコロナ支援策、いわゆる3%加算を打ち出しました。この3%加算について概略をご説明ください。

A1 令和3年度介護報酬改定によりまして、通所介護等について、感染症や災害の発生を理由として利用者数が減少した場合に、状況に即した安定的なサービス提供を可能とする観点から、臨時的な利用者数の減少による利用者1人当たりの経費の増加に対応するため、基本報酬への3%の加算を設けることによる評価を行うものでございます。今般の新型コロナウイルス感染症は、この加算の対象となります。

減少月の利用延べ人員数が、該当減少月の前年度の1月当たりの平均利用延べ人員数から5%以上減少している場合に、当該減少月の翌々月から、基本的に3カ月間、基本報酬の3%に相当する単位数の加算が可能となります。

介護報酬とは

介護事業所が提供した介護サービスに対して支払われる料金のこと

基本報酬とは

訪問介護や施設といった事業所形態ごとに決められている基本的な単位のこと。その「基本報酬」に対して、単位を上乗せすることを「加算」という。

介護報酬支払いの流れ

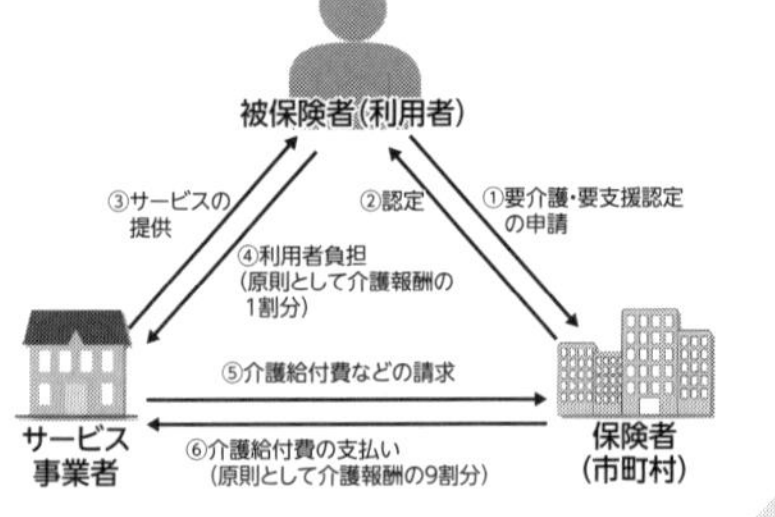

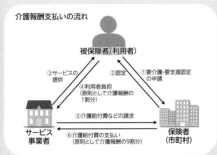

(3)　市の方針と今後の取組

Q1　ありがとうございます。令和3年4月より、国からコロナによる利用者数減少を支援するための施策が出ていることがわかりました。

つまり、コロナにより前年度対比で、5％利用者数が減ったことにより、経営的に厳しい事業所が、届け出をすることで、基本報酬の3％相当を3ヵ月間加算できることで介護事業所を支援するための施策であります。

これは、頑張る介護事業所を国が応援するための施策であると理解していますが、いわゆる3％加算とは、この理解でよろしいでしょうか？

A1　「感染症や災害の発生を理由として利用者数が減少した場合に、状況に即した安定的なサービス提供を可能とする観点」から設定された加算であり、厳しい状況下で、サービスを継続する介護事業所を支援するものと理解しております。

Q2　少し細かい介護保険の話で、専門的な話になりますので申し訳ございません。

ここから始まる話が皆さんにわかりやすく聞いていただけるように、まず結論を先に申し上げます。私はコロナで疲弊している介護事業所を応援することで、大変ではありますが、これからも介護事業所の皆さんには高齢福祉を支えていただきたいと考えています。

しかし、国が介護事業所応援のために出した施策について、市の解釈と指導により、介護現場が大混乱しました。結果的に国が意図したことと全く違う状況を招いてしまいました。是非、今からでもなんとかしていただけないか、

令和3年度　介護報酬改定

3％加算について

通所介護等において感染症や災害の影響による利用者数の減少が生じた場合に、状況に即した安定的なサービス提供を可能とする観点から新設された加算

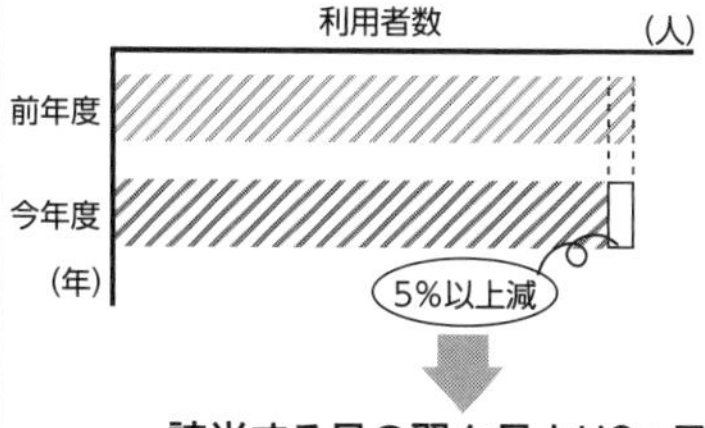

該当する月の翌々月より3ヵ月間
基本報酬の3％が加算される

(例)前年比
2021年2月
利用者5％減
⇐
2021年4月
5月
6月
基本報酬
3％UP

という想いを込めて質問をさせていただきます。さっそく本題に入ります。

　令和３年４月からの介護報酬改定に伴い、国が介護事業所を応援するための３％加算について、厚生労働省から市町村の介護保険課あてに、３月16日と、３月19日に通知文が出ております。

　３月16日、はじめて３％加算についての通達が出ました。

３月19日、３％加算を算定するための具体的な手続き方法が示され、その取扱については市町村が事業所へ「遺漏なく」、遺漏なくとは、抜かりなく、怠りがなくという意味ですが、「遺漏なく周知するように」と書かれています。

　特に、３月19日の通知文の中には、この３％加算を算定するための届け出については、新型コロナウイルス感染症による利用者人員数の減少に対応するものであることから、市町村におかれてはこの趣旨を鑑み、届け出の締め切りについて柔軟に対応するようお願いしたい。とも書かれていました。

　３月19日の通知文ではじめて、４月分の該当事業所が３％加算を算定するためには、４月１日までにケアマネジャーが利用者から同意を得た上でデイサービスなどの事業所は算定可能になる、ということが示されました。大変複雑でございます。

　お聞きいたします。厚生労働省から市町村宛にきた３月19日の通知にもとづき、４月分が算定されるよう、４月１日までの間に、市はどのようにケアマネジャーや事業所に対して遺漏なく周知をされましたでしょうか？

３％加算に対する国からの通知

厚生労働省

- 3/16　①介護保険最新情報vol.937
- 3/19　②介護保険最新情報vol.941
- 4/1　介護報酬改定

①介護保険最新情報vol.937
（通所介護等において感染症又は災害の発生を理由とする利用者数の減少が一定以上生じている場合の評価に係る基本的な考え方並びに事務処理手順及び様式例の提示について）
https://www.mhlw.go.jp/content/000763789.pdf

②介護保険最新情報vol.941
（「令和３年度介護報酬改定に関するQ＆A（Vol.1）（令和３年３月19日）」の送付について）
https://www.mhlw.go.jp/content/000763794.pdf

A2　３％加算の算定についてては、令和３年３月16日付けで厚生労働省から具体的な手続方法について通知があり、令和３年３月19日付け「令和３年度介護報酬改定に関するＱ＆Ａ」におきまして、利用者又はその家族への説明・同意の取得について示されました。

加算の算定に当たりましては、ケアマネジャーが利用者から事前に説明・同意を得ることが必要であり、３％加算についてもこの要件が適用されております。このことにつきましては、厚生労働省に確認をしており、Ｑ＆Ａの発出が遅かったことにつきましては、厚生労働省にも事業所から直接連絡が入っているとのことで、同意を得てから算定することを伝えている、とのことでした。

令和３年度介護報酬改定の内容、介護報酬改定に関するＱ＆Ａにつきましては、岡崎市介護保険課のホームページで随時確認ができる状態にはありました。

しかし、令和３年３月19日付けのＱ＆Ａが発出された時点で、その旨を直接ケアマネジャーや事業所に周知するという対応はしておりませんでした。

Ｑ3　今ご答弁にありました通り、ケアマネジャーに周知するという対応はありませんでした。国からは、遺漏なく周知するという通知が出ていましたですが、５月６日に突然、岡崎市から３％加算に関する通知が出ました。

この通知が出た経緯についてお聞かせください。

なぜ、５月６日だったのか、周知の方法についてもお聞かせください。

②介護保険最新情報vol.941

○３％加算及び規模区分の特例（届出がなされなかった場合の取扱い）

問10

３％加算算定・規模区分の特例の適用に係る届出は、利用延人員数の減少が生じた月の翌月15日までに届出を行うこととされているが、同日までに届出がなされなかった場合、加算算定や特例の適用を行うことはできないのか。

（答）

他の加算と同様、算定要件を満たした月（利用延人員数の減少が生じた月）の翌月15日までに届出を行わなければ、３％加算の算定や規模区分の特例の適用はできない。（中略）なお、令和３年２月の利用延人員数の減少に係る届出にあっては、令和３年４月１日までに行わせることを想定しているが、この届出については、新型コロナウイルス感染症による利用延人員数の減少に対応するものであることから、都道府県・市町村におかれてはこの趣旨を鑑み、届出の締切について柔軟に対応するようお願いしたい。

A3 今回、令和3年5月6日付けで発出した本市の通知は、令和3年3月19日付けQ＆Aの利用者又はその家族への説明・同意の取得について、本市の取扱いの詳細を示したものです。

3月19日に厚生労働省から示されたQ＆Aに対して、事業所からも本市に問い合わせがあり、事前の同意が必要で、同意した日以降に加算の算定を行うように伝えておりました。

このことは、4月中旬に開催されました岡崎市介護サービス事業者連絡協議会の居宅介護支援事業者部会や、在宅サービス事業者部会の場においても同様の説明をさせていただきました。

その後、令和3年4月30日に国保連合会から、この加算は月単位の算定であり、日割りによる算定ができないといった旨の連絡があり、日割りでの算定ができるというこれまでの説明を訂正する必要が生じたことから、令和3年5月6日に通知を発出いたしました。

周知方法としましては、岡崎市介護保険課ホームページ、いえやすネットに掲載した他、通所介護・通所リハ小部会の幹事へメールを送付し、部会員に周知をお願いいたしました。また、4月から加算を始める届出を出した事業所、直接問い合わせのあったケアマネジャーには個別にファックスで周知文を送付いたしました。

関係事業所の方には、コロナ禍の大変厳しい状況の中、サービス継続のため日々努力いただいており、また、令和3年度介護報酬改定に関する多くの業務を行っていただいております。

本来であれば、3月19日にQ＆Aが示された時点で速やかに関係事業所に周知

②介護保険最新情報vol.941

○ 3％加算及び規模区分の特例（利用者又はその家族への説明・同意の取得）

問13

3％加算や規模区分の特例を適用するにあたり、通所介護事業所等において利用者又はその家族への説明や同意の取得を行う必要はあるか。また、利用者又はその家族への説明や同意の取得が必要な場合、利用者又はその家族への説明を行ったことや、利用者又はその家族から同意を受けたことを記録する必要はあるか。

（答）

3％加算や規模区分の特例を適用するにあたっては、通所介護事業所等が利用者又はその家族への説明や同意の取得を行う必要はない。なお、介護支援専門員が居宅サービス計画の原案の内容（サービス内容、サービス単位／金額等）を利用者又はその家族に説明し同意を得ることは必要である。

すべきところ、このようなタイミングで通知を発出するに至ったことにより、大きな混乱をまねいてしまったことについて、深くお詫び申し上げます。

利用者の方や事業所、行政が互いに協力することにより、よりよい岡崎市の介護保険事業の実現を目指してまいりますので、今後ともご理解、ご協力をお願いいたします。

Q4　3％加算の4月分の算定については、岡崎市のデイサービス事業所などから「取得ができなかった」と聞いてますが、現状はどうなっていますでしょうか。

A4　令和3年5月6日付けの本市の通知を受け、4月算定分の届出を取り下げた事業所や、4月算定分の届出を取り下げ、5月算定分又は6月算定分の届出を改めて提出した事業所がございます。

Q5　ご答弁ありがとうございます。つまり本市では4月分の3％加算を取得することができなかったという事実があったという事です。では、他市に目を向けていきたいと思います。私が聞いたところによりますと、名古屋市では、厚生労働省の通知が遅かったこと等を考慮し、4月分の算定に限っては、4月中にケアマネジャーが同意を得ていれば加算の対象とすることでした。3％加算については売り上げが下がり経営的に厳しい中でも介護現場で頑張ってきた事業所への補填の意味がある加算だと考えます。今回の3％加算の取り扱いについて、他にも近隣他市が取得しているのかについてもお聞かせください。

ポイント!!
複雑な介護保険においては、目指すよりよい介護保険事業の実現のために、利用者・事業所・行政の協力が必要である。

ポイント!!
4月分の届け出を取り下げた事業所があったことを伝えている。

A5　近隣他市の状況につきましては、厚生労働省の通知が遅かったことなどを考慮し、4月分の算定に限っては、4月中にケアマネジャーが同意を得ていれば加算の対象としている保険者や、原則は事前の同意が必要と考えますが、4月分の算定は、加算算定の届出日までにケアマネジャーが同意を得ていれば加算の対象としている保険者がある、と聞いております。

> **Q6**　何故、事業所を応援する加算を本市の事業所が取れなかったのか、質問を深めていきたいと思います。4月から事業所が3％加算を取れるためには、4月1日までにケアマネジャーが利用者に同意を取らなければならない。
>
> 　3月16日にはじめて3％加算の存在が登場し、3月19日にケアマネジャーが　同意をとりなさいよ、という通知が出て、それを4月1日までにやらなければ、デイサービスなどの事業所は4月の算定はできませんよ。と。
>
> 　これを5月6日にホームページ等で全体周知する。このスケジュール感で4月に事業所が3％加算を算定するのは現実的だとお考えでしょうか。又、ケアマネジャーの同意とはどういったものを指すのでしょうか？

A6　3％加算の算定に当たっては事前の同意が必要であることから、4月分を算定する場合は4月1日までの同意が必要となりますが、国の通知の発出から10日ほどの短期間での対応は非常に厳しいスケジュールでございました。また、本市からの取扱いの詳細の通知が5月6日となり、国の通知の発出後速やかに周知できなかったことにつきましては大変申し訳なく思っております。

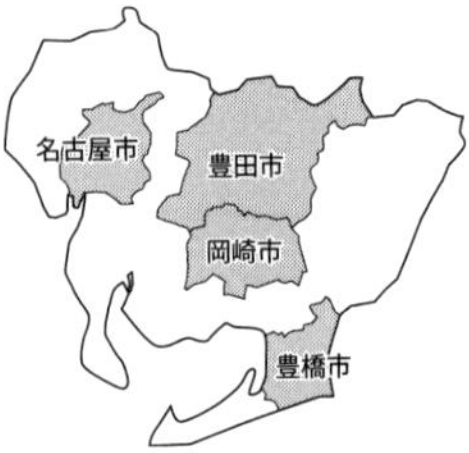

愛知県
政令指定都市：
名古屋市（人口2,323,643人）
中核市：
豊田市（人口421,307人）
岡崎市（人口835,751人）
豊橋市（人口373,823人）
fcontent/000763789.pdf

ケアマネジャーの同意につきましては、3月19日付けのQ＆Aに「居宅サービス計画の原案の内容（サービス内容、サービス単位／金額等）を利用者又はその家族に説明し同意を得る」とあることから、サービス利用票・サービス利用票別表を用いて説明し、同意を得ていただくことになります。

なお、4月分のサービス利用票、サービス利用票別表について、介護報酬改定に伴うシステムの都合上、3％加算を表示することができないという可能性がございます。この場合、利用者又はその家族に対して口頭で3％加算が算定されることを説明していただいて、同意が得られていれば問題はありません。

ご答弁ありがとうございました。今回の質問で4月分の3％加算につきましては口頭ベースの同意で良いというご回答が急に出てきました。当然、ケアマネジャーは口頭ベースで利用料金が変わる可能性があることは3月のモニタリング訪問の中で口頭でお伝えしています。つまり、口頭での同意は取れており3％加算は算定できるのではないかと考えられます。

今回、4月分の3％加算が算定できなかったデイサービスなどの事業所に向けて、ケアマネジャーの口頭での同意により算定可能であるという内容の通知などをFAX等で周知していただけることを要望いたします。昨日の市長のご提案の中でコロナ対策は市政最重要対策であるとも仰られていました。であるならば、なおさら、岡崎市は「頑張っている岡崎の介護事業所をなんとしてでも支援しきるんだ」という心意気、気概を持って今後も介護保険行政に取り組んでいただけますことをお願いいたしまして、質問を終わらせていただきます。

ポイント!!
4月分について、口頭説明における同意も認められた介護を生業とする人間が、本を出版したことで、誰かを傷つけることはあってはなりません。私は直接担当部の次長と話し、本を出版することで執行部が嫌な思いをしないだろうか?とご相談しました。次長は部長にまで相談をしてくれて「こちらは問題ありません。介護をよくしたいという思いは一緒です。本が出版したら是非読ませてください」とまで仰っていただけました。

一般質問は対立でなく対話による未来創造を可能にするのです。

3介第551号
令和3年6月7日

介護サービス事業所 管理者　様

介護保険課長

令和3年度介護報酬改定における3%加算の説明・同意について（通知）

日頃は、本市の介護保険事業の運営に御理解と御協力を賜り、厚く御礼申し上げます。

令和3年3月19日付け介護保険最新情報 Vol. 941「令和3年度介護報酬改定に関するQ&A（Vol. 1）」問13の内容について、3%加算を適用するにあたっては、介護支援専門員が居宅サービス計画の原案の内容（サービス内容、サービス単位／金額等）を利用者又はその家族に説明し同意を得ることが必要となっており、その取扱いについては、令和3年5月6日付け3介第261号「令和3年度介護報酬改定における3%加算の請求について（通知）」で御連絡したところです。

説明・同意につきましては、「介護支援専門員が居宅サービス計画の原案の内容（サービス内容、サービス単位／金額等）を利用者又はその家族に説明し同意を得ること」とあることから、サービス利用票・サービス利用票別表を用いて、説明の上、同意を得ていただきますようお願いいたします。

なお、4月1日までに利用者に説明し、同意を得ることとなる4月分のサービス利用票・サービス利用票別表につきましては、介護報酬改定に伴うシステム改修の都合上、3%加算を表示することができないという可能性がございます。この場合、3%加算につきましては、提示したサービス利用票、サービス利用票別表にはまだ表示ができていないが、3%加算が算定される旨の説明を口頭で行った上で、利用者の同意が得られていれば、算定は可能です。

本通知により、4月分の算定が可能となる場合、4月算定分の届出を受け付けいたしますので、お問い合わせいただきますようお願いいたします。

（担当：福祉部介護保険課　指導監査係　電話 23-6830　FAX 23-6857）

岡崎市 令和3年度介護報酬改定における3%加算の説明・同意について（通知）
https://www.city.okazaki.lg.jp/1550/1561/306500/p023470_d/fil/030607.pdf

6月2日 一般質問の様子（動画）
https://smart.discussvision.net/smart/tenant/okazaki/WebView/rd/schedule.html?year=2021&council_id=62&schedule_id=2

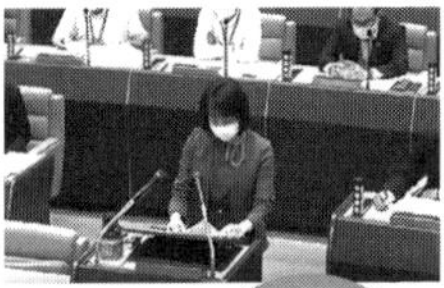

動画データはこちら！原稿とともにお聞きください。
実際の一般質問の様子が聴けます!!

一般質問の様子を見て

一見すると難しそうな内容。でも人から聞いた話しをそのまま訴えているのではなく、全て理解したうえで質問しているんです。現役介護職議員は1年目からでも行政の取り組みを変えられる良い証明になると思います。

山口 だいすけ

この度の前田市議の一般質問は、本来の制度趣旨と行政側の制度運用との間に齟齬があり、その影響で市内の介護現場が混乱していた事例です。現役介護職であるからこそ、気付くことのできた課題です。議会での質問により制度運用を改善した好事例と言えます。

神尾 てるあき

この問題に気が付いた事、そして解決につなげられた事は、現役のケアマネジャーであり経営者として情報を入手し生かす事ができたからではないでしょうか。日々の苦労と積み重ねがあり、結果を変えられた事は介護事業所にとっても大いに励みになった事でしょう。

梅田 みつよ

今回の事例はまさに、介護現場出身の議員にしかできなかった質問だと思います。この岡崎市の3％解釈については、ネット上でも、議論されていました。介護保険法を熟知したケアマネジャーだからこその質問で、救われた事業所は多かったと思います。

宮崎 なおき

第4章

介護職よ、立ち上がれ！

第4章　介護職よ、立ち上がれ！

3章までを読んで、政治家になって何ができるのか。そのことについて知ってもらえたと思います。でもまだ立候補するかと言われたら不安もありますよね。

今から何をしていけばいいのか。お金って結構かかるのではないか……。具体的なものが見えてこないと思い切って一歩を踏み出せないのはすごくわかります。だって私達も同じでしたから。

4章では、著者5人がそれぞれ編み出してきたオリジナルの選挙ノウハウや、選挙前、選挙中のスケジュール、選挙に関するQ＆Aをまとめています。選挙指南本ではなく、立候補を目指す皆さんへのアドバイスと思って読んでいただきたいと思います。

オリジナルノウハウ

●宮崎なおきの場合● **ワン・イシュー**（ひとつの政策を訴えること）

あれもこれもできるような器用なことはできないことと、介護のことは大きな問題であるので、このことにすべてをかけたい想いから

議会がある日の仕事内容

時間	内容
3：30～4：00	起床
5：00	出勤
～7：00	デスクワーク
7：00台・8：00台	利用者宅モニタリング（利用者・家族の理解と協力が必要）
9：30	市役所着
10：00～	議会開始
12：00～13：00	昼食（おにぎり2個）を取りながら、朝の訪問時のモニタリング・支援経過記録したり、午前中に来た連絡等の対応をする。
13：00～17：00	議会開始
18：00台・19：00台	議会終了次第、利用者宅モニタリング（利用者・家族の理解と協力が必要）
20：00～22：00	ケアマネ業務（食事をしながら）
23：00	帰宅、入浴後即就寝

介護の仕事 政治の仕事 どうやって両立させてるの？

3・6・9・12月は議会があるので、非常に厳しい生活となりますが、それ以外はケアマネ業務をやりながら議員の兼業はそれほど大きな問題はありません。なぜなら、ケアマネ業務は自分で時間のやりくりや調整ができやすい仕事であるということがその要因となっています。

【両立させるポイント】

○家族の理解と協力と家族への感謝と収める年貢の多さ
○議会という仕組みを理解し、スケジュール等の把握をする
○議会が忙しい時期と介護職として忙しい時期の把握をする
○利用者・家族への理解を丁寧にすること
○議員であることへの不満を感じる利用者・家族とは話し合い、双方が納得する結論を出す
○一緒に働いている方の理解と協力が必要
○気合と根性

オリジナルノウハウ

●神尾てるあきの場合● スタッフの能動性

私は、選挙のやり方に正解・不正解はないと思っています。人口規模、文化、地域性、政党、支援組織、候補者の性格など、さまざまな要素により選挙スタイルは変化します。

他人の真似をしても、上手くいくかわかりませんし、これをやったら絶対に当選するという法則もありません。それぞれの立候補者が活動の中で自分のスタイルを見出していくものであると考えます。

私は、落ちる選挙と受かる選挙のどちらも経験しています。両者の大きな違いは、選挙スタッフの雰囲気にあります。

落選した時の選挙は、自分がやりたいようにやった独り善がりなものでした。その一方で、当選した時の選挙は、スタッフがたくさんいて、賑やかで楽しい雰囲気のするものでした。

それ以来、私は、自分がやりたいことをする選挙ではなく、応援する人が如何に楽しんで活動に参加できるかどうかを考える選挙をするようになりました。その結果が2期目の当選にもつながっていると感じます。

介護の仕事／政治の仕事 どうやって両立させてるの？

基本的に公務優先ですので、議会日程がある日は、介護職としての仕事は休みます。江戸川区議会では、概ね3ヵ月前には議会日程が決まりますので、それ以外の日で介護職としてのシフトを入れるようにしています。それでも時折イレギュラーな議会日程が入り、急遽シフトを変更してもらうケースが年に何回かありますが、そんな時でも快く対応してくれる会社には、いつも感謝しています。

全国的にみても、介護職経験のある議員は少なく、さらに現役介護職の議員となると、その数は激減します。介護業界は、制度や運用ルールが目まぐるしく変化します。私が介護業界で働き始めた10年前と今では、社会状況や介護制度も大きく変わりました。だからこそ、現場に身を置き、自分の体験として介護業界に関わる必要があるのです。私は、自身の経験として、現役介護職＆現職議員であるからこそ、届けることができる現場の声があると確信しています。

【議員になってみて】

区民に開かれた議会の実現を目指し、電話、メール、Instagram・Facebook・Messenger などの SNS アカウントもすべて公開して誰でも連絡をすることができるようにしています。議員というと政策立案をしているイメージがあるかもしれませんが、毎日、数百件に及ぶ電話・メール・メッセージのやり取りをしています。問題提起のあった地域の課題などを自分の議会活動で改善できた時の喜びは一入（ひとしお）です。ここに議員としてのやりがいがあるのだと感じます。

オリジナルノウハウ

●山口だいすけの場合● GPSでルートのログを取る

選挙カーでどこを走ったかは意外と覚えていません。そこでアプリやGPSロガーを使って走行ルートの把握をしていました。「明日はどこを走ろう」と話し合うこともできますし、次回の選挙のときに非常に役立ちます。

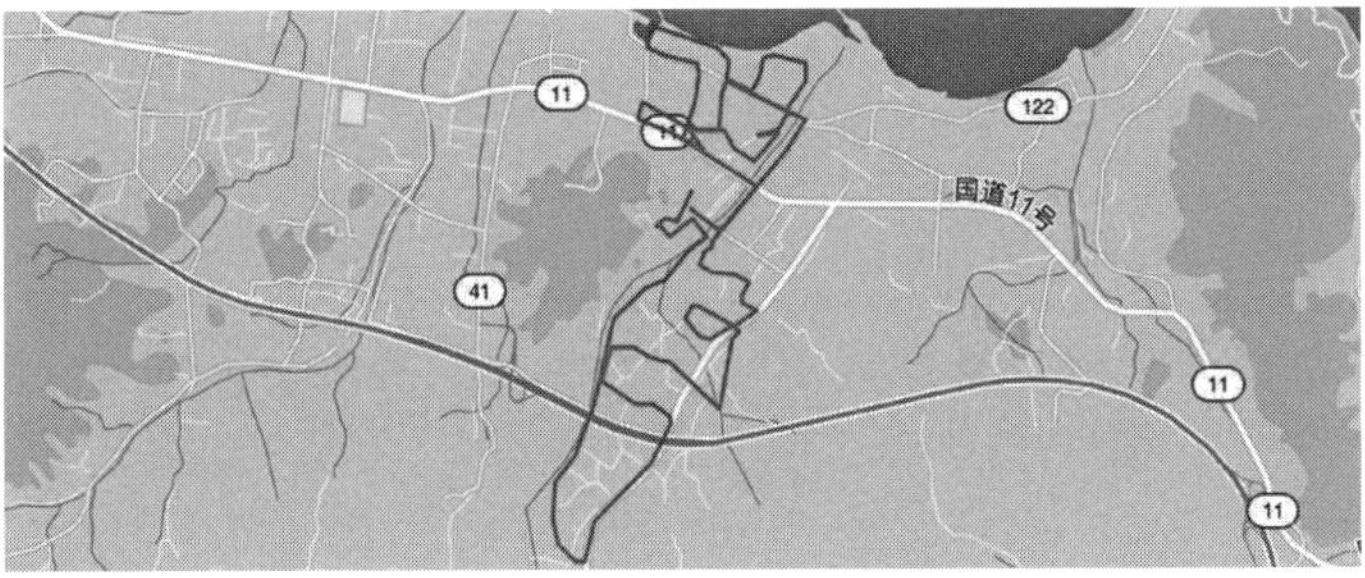

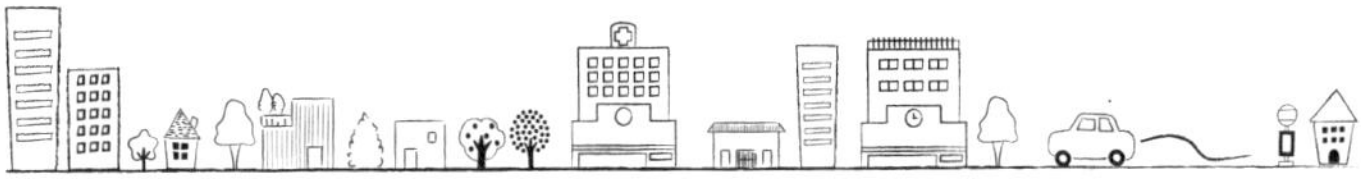

【選挙前・選挙中のスケジュール】

選挙に関係なく、週３回街頭演説を各地で継続しています。選挙前だけ街頭に立ち、選挙が終ると止めてしまう人が多いですが、継続することで多くの人に存在を知ってもらえます。選挙中のスケジュールを事前に仲間達と決めておき、計画に従って行動しました。事前に行程周知ができるとスタッフもイメージしやすいと好評でした。また途中合流を考え、何時にどこで街頭演説を行うと決めておくと合流ポイントが掴みやすいです。

介護の仕事／政治の仕事 どうやって両立させてるの？

当初は、介護と政治を同じだけの仕事をしていましたが、介護以外にもいろいろ取り組みたい内容も増えてきたため現在は議員の比重を大きくし、ケアマネとしての契約数は大きく減少させています。ただ、現場の思いを忘れないためと、議員との兼業を理解した上で頼ってこられる利用者様を支えたいという思いから今後も兼業を続けていく予定です。

オリジナルノウハウ

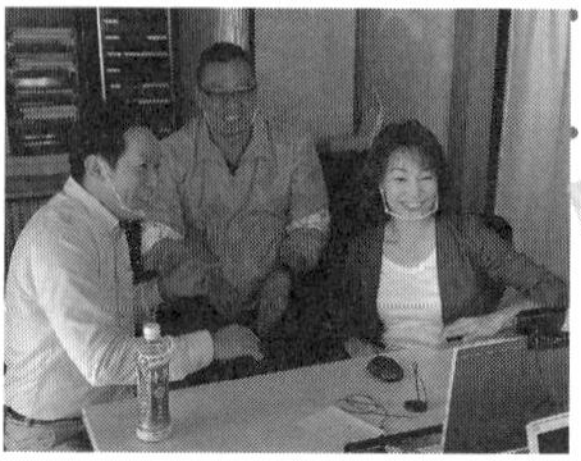

●前田れいこの場合● SNSの活用

・ブログ（5年前から開始、ここ2年は毎日更新）
・Facebookライブ

写真タイトルFacebookライブの様子

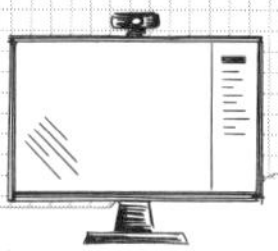

3週間の戦いで選挙を乗り切ったのは、SNSを使っていたことです。

コロナで緊急事態宣言が発令された令和2年4月～5月は毎日個人的にライブ配信を行っていたため、配信のノウハウを持っていました。選挙期間中の１週間は毎日3回朝、昼、夜に配信して選挙活動をリアルでお伝えしました。朝礼を生配信して、街頭演説の予定、有権者の反応、一日の反省などを伝え、視聴者からコメントをもらうことで双方向のコミュニケーションを図りました。

介護の仕事 政治の仕事 どうやって両立させてるの？

現場と議員の両立について、議会開催日はケアマネ業務を公休とさせていただいています。リモートワークができる体制を構築したことで、パズルを組み合わせるように、ケアマネジャー仕事と議員仕事の両立をしています。

ケアマネジャーはマネジメントのプロなので、仕事の組み立て方は上手い方だと思います。

それ以外にも家庭の主婦の仕事もあります。

ある一日の私の動き

時間	内容
7：30	事務所出勤（ケアマネ事務）
8：30	モニタリング訪問
10：00	モニタリング訪問
11：00	市役所登庁
11：30	執行部とヒアリング
13：30	会派会議
14：30	市役所から退庁（登庁中も利用者や事業所からの電話を受けることもあります）
15：00	会社に戻り社内のミーティング
18：00	事務仕事（モニタリング記録、ケアプラン作成など）
19：00	帰宅

オリジナルノウハウ

●梅田みつよの場合● 人とのご縁を大切に

■選挙に出るまで

選挙の約一ヵ月前には、自分の選挙区の自治体で候補者説明会が開かれます。自分の選挙に関わってくれる人と共に出向くと心強いでしょう。その説明会では、選挙管理委員会からの一定の要綱と、所管の警察署や郵便局等の担当者から留意点を聞くことができます。また各新聞社が取材に来られ立候補の意気込み等を取材され履歴書や写真等を提出します。

■必要なものは？（費用・人・環境・物を含む）

選挙の準備や費用は、選挙の方法・地域の情勢・選挙規模にもよりますが、私の地域を例にすると、人と人との出会いや対話が主な日頃の活動です。どんな選挙がしたいかイメージしてそれを共有していくと良いでしょう。選挙カーと言われる街宣車・燃料・運転手・ポスター・チラシ・デザイン料等は、それぞれの自治体によって公費で賄われる部分もありますので要チェックです。選挙運動員は、無償有志ボランティアか、有償スタッフで活動するかによって選挙費用も差が生まれますが、私は毎回その両方を採用し選挙展開を行って、選挙経費は100万円程度です。

介護の仕事 政治の仕事 どうやって両立させてるの？

私の場合、ひと月を議員活動とケアマネ業務を半々に振り分けています。平日公務の多い時は、土日祝に出勤します。議員収入は報酬としてケアマネは会社員給与ですので、毎年確定申告の必要があります。現在会社員として厚生年金と健康保険に加入しています。生活面では、7人家族で家事の殆どを家族に任せることになってしまっていますが、お風呂掃除と洗濯が私の役目です（笑）。

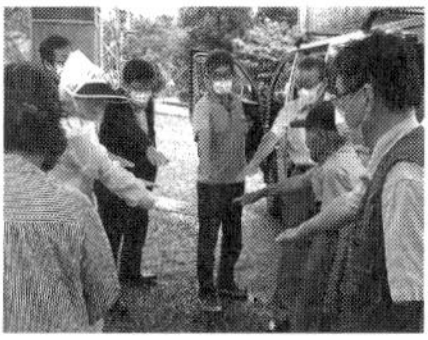

時間	内容
5：30	起床
8：00	会社へ出勤ケアマネ業務
12：30	会社の給食を食べて帰宅&着替え
13：30	議会委員会等の会議へ出席
15：00	議員間で情報交換
18：00	帰宅
18：30	議会での協議内容の確認や書類整理
22：00	入浴&夕食
23：00	SNS 配信&チェック
24：00	就寝

立候補してみよう！

●お金の話し●

返ってくるお金　供託金

立候補するために、一時的に法務局に預けるお金のことを供託金といいます。市議会議員は30万円（政令指定都市だと50万円）、町村会議員は15万円となっています。知事や国会議員になると３００万円も必要になります。供託金制度は当選の意思がない人や単なる売名行為で立候補する人を防ごうという目的で作られました。そのため一時的に預けていますが、一定の票数を得ることができたら返還されます。その基準となるものが「供託金没収点」とよばれるものです。

例えば下図のように、人口40万人の中核都市で有権者38万人の場合、そのうち４７５

○供託金没収点

計算式はこちらです。この数字未満の場合は没収になりますので注意が必要です。

【有効投票数÷議員定数×1／10の1未満】

（例）人口40万人の中核市で有権者は38万人。
投票率は50％（無効投票数が0票と仮定）で
議員定数は40人
有効投票者数　38万人×50％＝19万人
公式に当てはめると
19万人÷40×1／10＝475

人が投票してくれたらお金は返ってきます。どうですか？　ぐっとハードルは下がったんじゃないでしょうか。この基準は次の「選挙公営」が受けられるかどうかの基準にもなります。しっかり覚えておきましょう。

自治体が負担してくれるお金　選挙公営

実際の選挙ではいろいろお金が必要になります。金額が高くなるお金がある人しか選挙に出られなくなってしまいます。それを防ぐために法律で選挙運動に必要な経費の負担を軽減することが定められています。それが「選挙公営」です。その中でも特に大きい物を３つ列挙します。

- 選挙運動用自動車の使用
- 選挙運動用ビラの作成
- 選挙運動用ポスターの作成

まさに理想のこの制度。でも１つだけ注意する必要があります。公職選挙法で定めていますが、自治体が認めていないとこの制度を利用することはできません。立候補を決意する前にかならず自分の住んでいる自治体でこの制度が導入しているか確認して下さい。どこに行けばわかるか。それが自治体にかならずある【選挙管理委員会】です。

●その他にあったら良いなと思う準備物●

ここまで返ってくるお金、そして選挙で使う費用の確認方法をお伝えしました。でもこのほかにも立候補するまでにいろいろ準備するものがあります。すべてを使用する必要はありませんので、自分が必要と思うものを考えてみてください。有効度に応じて星5つで評価しています。

名刺	★★★★★	仕事の名刺ではなく、ぜひ政治活動用の名刺を持ってください。
広報紙	★★★☆☆	自分の活動やプロフィールを知ってもらうために作成します。
リーフレット	★★★★☆	後援会入会用のリーフレットです。自分のことを知ってもらうために発行します。
後援会用返信はがき	★★★☆☆	後援会入会用のはがきです。応援してくれる人へ電話をかけたり広報紙を渡すための名簿を作る時に有効です。最近ではメール、FAXなどで代用することも増えてきました。
地図	★★★☆☆	支援者さんのチェックをしたり、活動エリアを確認する時に使用します。
スタッフジャンパー	★★★★★	選挙の時にスタッフが着るジャンパーです。事務所の雰囲気に一体感を持たせるために有効です。
メガホンマイク	★★☆☆☆	ラッパ型のマイクです。街頭で演説をする時に使用します。

選挙のここが知りたい！ Q&A

立候補準備編

Q.

立候補の方法がわからなくて……。

A. 選挙前に候補予定者説明会が開催され、そこで説明と資料一式をもらえます。その日に行けなくても直接選挙管理委員会に行けばもらうこともできます。

Q.

選挙は何年ごとにあるの？

A. 原則４年間の任期なので、任期終了前に行われます。

選挙編

Q.

名刺や広報紙は選挙中に配れますか。

A. 選挙中は証書シールが貼られた公選ビラ以外の紙資料は配布できません。

Q.

選挙事務所ってどのくらいの規模が必要ですか。

A. 自宅でも可能です。自治会館や民間の施設を借りる人もいます。

Q.

当選しても介護の仕事はできますか。

A. 勤務も経営も可能ですが、一部兼業や兼職が禁止されている事例もあります。

Q.

選挙活動は夜８時までですか。

A. 立候補届を出してから、投票日前日の終日まで可能です。ただしマイクの利用は８：00～20：00となっています。

Q.

手伝ってくれた人にお金を渡してもいいの？

A. 公職選挙法で、どの仕事をする人にいくらまで出していいかが書かれています。それ以外の対象者にお金を渡すと違反となります。

「ここが聞きたい！」という方はぜひ一度ご相談下さい。

今回の書籍でつながった人のご紹介

今回、書籍制作にあたり、新聞から取材を頂き、その記事をご覧いただいた多くの方からメッセージを頂きました。介護職議員で頑張っていらっしゃる方が、私達5人以外にも大勢いらっしゃることを感じています。こちらのコーナーでは、本書をきっかけとしてつながった方を一部ご紹介致します。

これからも全国の介護職の皆様とともに、現場の声を届けていきたいと思います。

はじめまして。沖縄県浦添市で市長をしております松本 哲治と申します。

私は昭和42年生まれ、30歳の頃に介護の仕事を始め、社会福祉士、ケアマネ、認知症介護指導者などを経て45歳の時に市長となりました。市長となった今でも昔と変わらすバタバタの毎日を過ごしています。

市長になってもうすぐ10年。ハッキリと言えることは、政治経験は介護の現場ではまったく役に立ちません（笑）。しかし、介護時代の経験は、政治の現場にいる現在の私を支えている基軸にもなっています。当時に経験したすべてが今の私を形作っていると言っても過言ではありません。

笑顔を見る喜び、大先輩達からの学び、夜勤時のコール嵐と神秘的静けさ、濡れたオムツの生温さと重さ、悪天候の時ほど呼ばれる訪問、介護保険制度の複雑さと奥深さ、作り笑顔と腰痛、そして、愛と夢にあふれる理想と汗と涙で作られる現実の乖離。そのすべてをつないでより良き社会を作っていくのもまた政治の仕事であります。

だからこそ、大切な誰かの幸せのために、あなたが暮らす地域のために、政治と言う名の、かくも怪しき下品で醜悪で、それでいて崇高で尊い地方政治の現場であなたも悪戦苦闘してみませんか？

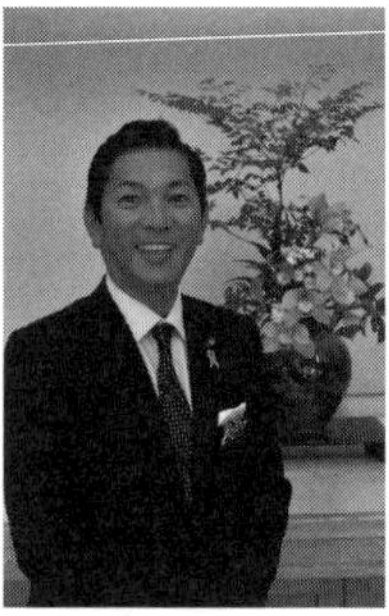

松本 哲治 氏

沖縄県浦添市 市長／社会福祉士　介護支援専門員

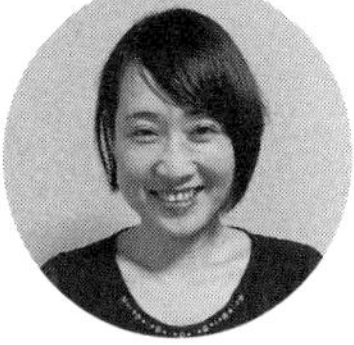

松本 奈美 氏

島根県 益田市／介護福祉士

女性の活躍を加速し、まず自ら行動し、発信します。市政にもっと女性の声を反映させていきましょう。

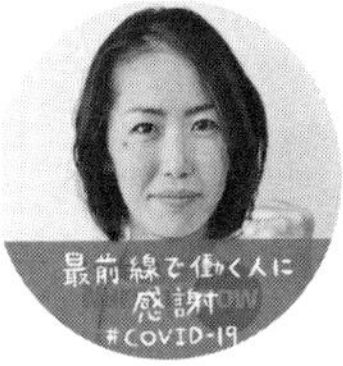

鈴村 かずえ 氏

宮崎県 日南市議会議員　宮崎県看護連盟青年部／訪問看護師

訪問看護師として働きながら、在宅療養の患者さんやその家族の声を政策へ！　市政に看護の視点を入れていこう！

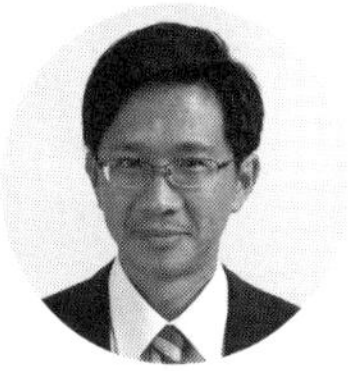

三宅 良矢 氏

大阪府 忠岡町議会議員／社会福祉士　ケアマネジャー

女性の活躍を加速し、まず自ら行動し、発信します。市政にもっと女性の声を反映させていきましょう。

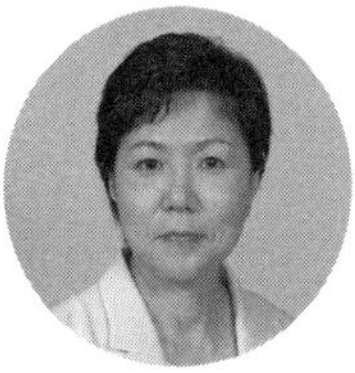

河内 ひとみ 氏

東京都 荒川区議会議員／看護師　ケアマネジャー

現場の声を届けよう！　必要な人が医療や介護を受けられない社会保障改悪に歯止めを！

原田 孝徳 氏

広島県 大竹市議会議員／介護職員

一人でも多くの介護職員が議員目指して立ち上がり、「現場の声（ちから）」でこの国の自分達の街の「福祉」を、そして「現場の環境」を変えていきましょう！

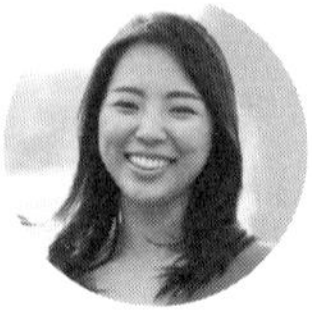

佐藤 つぐみ 氏

千葉県 船橋市議会議員／
介護福祉士

出版の手伝いを通して、皆さまから背中を押していただき、2021年6月20日の船橋市議会議員補欠選挙に出馬しました。準備期間は2週間、11人の立候補者から1枠を勝ち取る厳しい選挙でしたが、無事に当選することができたのは、宮崎さんをはじめとする先輩方からの応援があったからです。


「介護の現場において前例を積み重ねて当たり前にしていく。

歳を重ねていっても、選択肢が広がっていく地域を作っていく」

介護という手段で実現できることを増やしていきたいです。

制度を作るのは国ですが、実際に解釈して運営していくのは市区町村の自治体判断になります。自治体の行政職員の方々と協力して介護現場の選択肢を増やしていけるように活動して参ります。

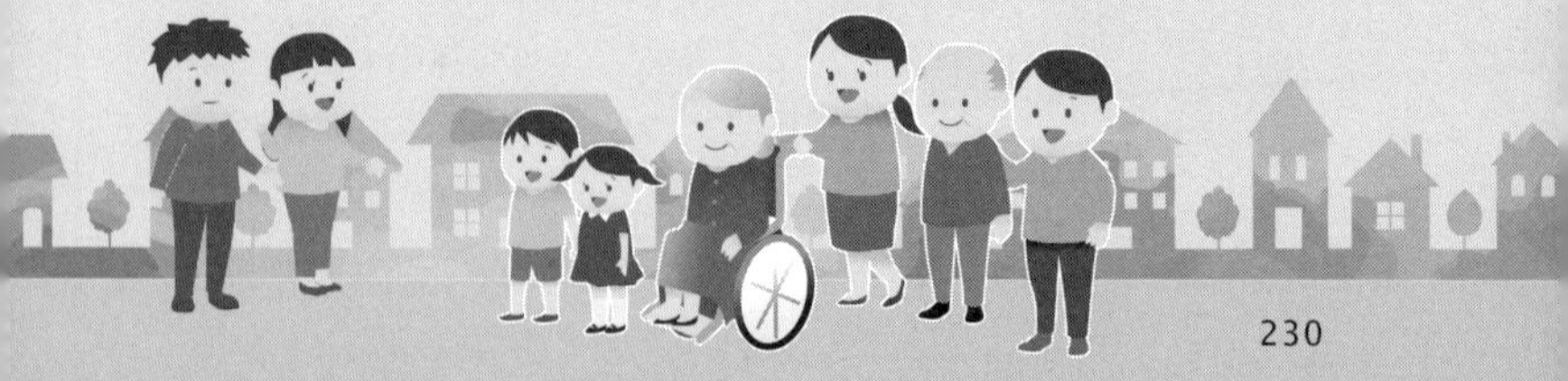

介護通信

5人の活動を紹介した記事が新聞に掲載され同じ思いを持つ多くの方とつながりました

2021.05

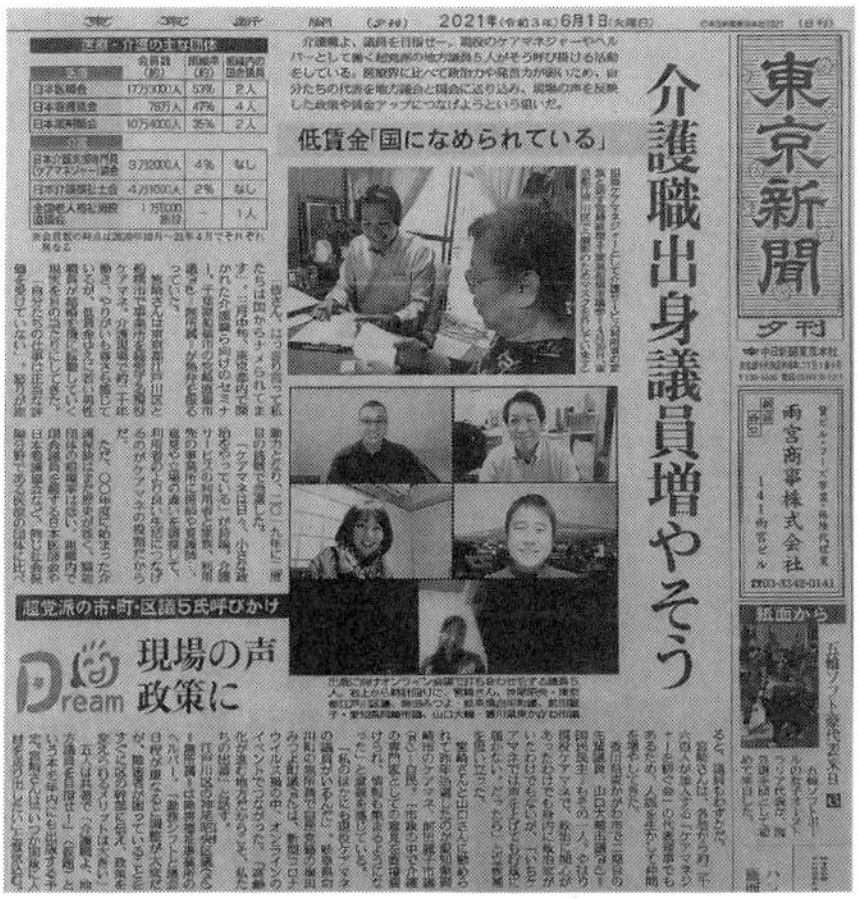
東京新聞 夕刊
2021年(令和3年)6月1日(火曜日)
介護職出身議員増やそう
低賃金「国になめられている」
超党派の市・町・区議5氏呼びかけ
現場の声 政策に

2021.06.01 東京新聞一面

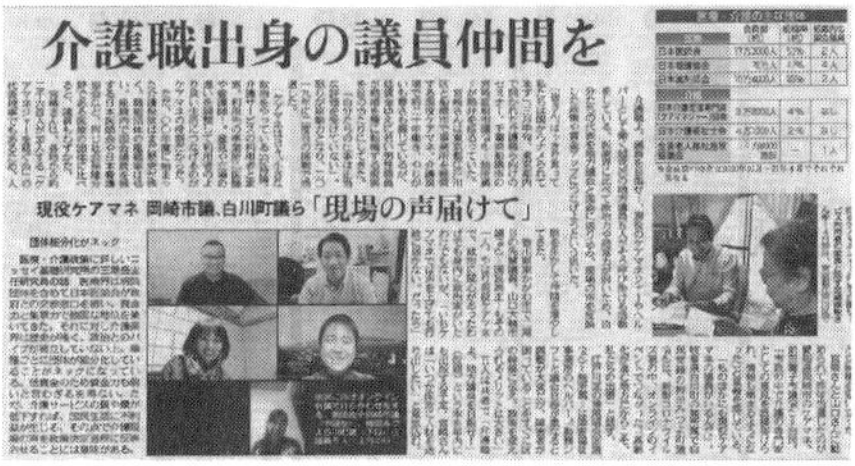
介護職出身の議員仲間を
現役ケアマネ 岡崎市議、白川町議ら「現場の声届けて」

2021.05.25 中日新聞夕刊

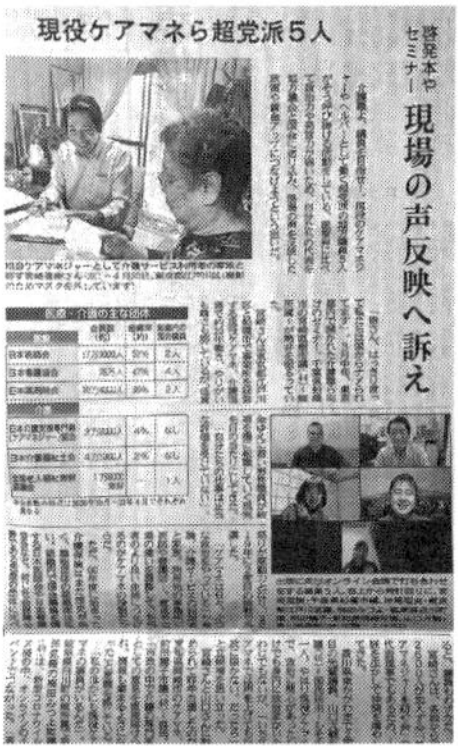
現役ケアマネら超党派5人
啓発本やセミナー
現場の声反映へ訴え

福井新聞 2021.05.26

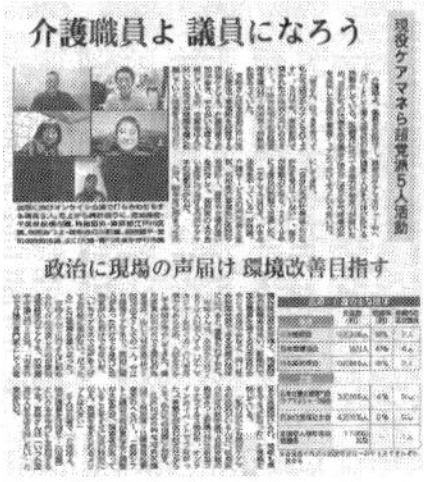
介護職員よ 議員になろう
現役ケアマネら超党派5人活動
政治に現場の声届け 環境改善目指す

2021.05.24
信濃毎日新聞夕刊

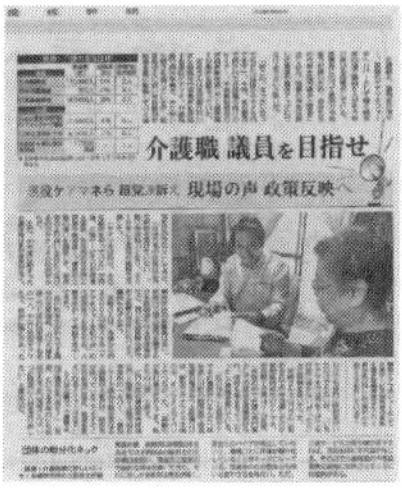
介護職 議員を目指せ
現役ケアマネら超党派訴え 現場の声 政策反映へ

2021.07.19 愛媛新聞

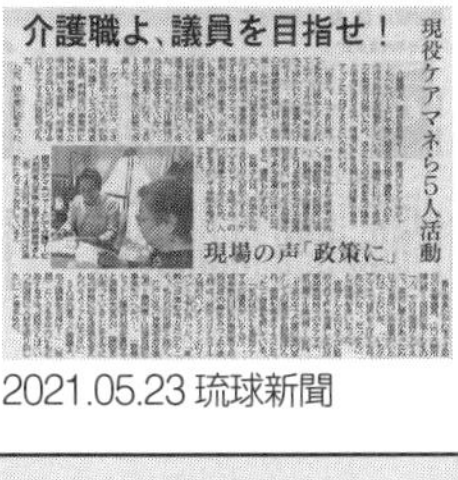
介護職よ、議員を目指せ！
現役ケアマネら5人活動
現場の声「政策に」

2021.05.23 琉球新聞

おわりに

このままだと「ヤバい」という気持ちから立ち上がった5名の現役介護職議員の想いを込めました。

なぜ介護現場に従事している私達が議員を目指すことになったのか、議員になってどんなことができるようになったのか。さまざまなストーリーを通して、皆さんのきっかけの一部になれることを願っています。

政党や地域・性別などバラバラな5人の共通点は、介護職であるということです。介護の仕事の中でも、私は入浴介助が好きです。背中を流しながら会話をしているときの感覚は、介護よりも父親の背中を流しているような感覚になります。ただ、入浴介助は手が荒れるので、あまりしたくないと思う介護職の方もいるかもしれません。汗だくになりますしね……。

私達介護職は、驚くほどそして、悲しいほど無力です。しかし、私達の無力は罪なのです。

この国の10年先、20年先の未来を誰よりも早く肌で感じているのが、私達介護職です。私達が声を上げなければ、誰が声を上げるのでしょうか。誰が、10年先・20年先のこの国に起こりうる危機を正確に伝えることができるのでしょうか。

議員として行政と関わりを持ち、初めて知った事実があります。それは、行政の方々も現場の事を一生懸命に考えているという事実です。ではなぜ、現場と行政の間にはいつまでも隔たりが埋まらないのでしょうか。

行政は、数字としてさまざまなことを捉えています。この市には高齢者が何名いるのか。そのうちの何名が要介護状態なのか。そのうちの何名が要介護4・5なのか。施設の数は足りているのか……など、構造で介護現場のことを考えているのです。

確かに数字は非常に大切で欠かせないことです。しかし介護現場の我々は、利用者の顔や匂い、性格、生活歴、部屋の状況、家族関係、金銭状況、一人ひとりの人間が出てきます。

お互いが大切にしていることがこんなにも違うのです。お互いが持っているものを提供し合い、現状を改善させる手立てをつくっていくには、地方議員という立場は有効な手段の1つであるのは明確です。

すべての人間が満足する世の中は現実的ではないと思いますが、人間として、尊厳を保ちながら自分らしい老後を当たり前に迎えることができる。そんな国にするためには、皆さんの協力が必要です。

私達5名が灯す火はとても小さい火です。

一燈照隅万燈照国（いっとうしょうぐうばんとうしょうこう）

という言葉があります。一つの灯火では隅しか照らせないけど、多くの灯火が集まれば、国中を照らすことができる。多くの介護職が地方議員になり、そこから優秀な人材が国へ行って、でっかい声で、介護職の想いを伝えて欲しい。

願いを込めて。

執筆者一覧

現役ケアマネジャー　千葉県船橋市議会議員／株式会社介護屋宮﨑

宮﨑 なおき

〒274-0075　千葉県船橋市滝台町 107-42-301
miyazaki@kaigoyamirai.com　047-404-2660

現役ケアマネジャー　岐阜県白川町議会議員／居宅介護支援事業所勤務

梅田 みつよ

〒509-1112　岐阜県加茂郡白川町赤河 399 番地
umemi835@gmail.com　090-2770-8934

現役ホームヘルパー　東京都江戸川区議会議員

神尾 てるあき

〒132-0003　東京都 江戸川区 春江町 3-32-3
info@kamioteruaki.jp　03-5243-8311

現役ケアマネジャー　愛知県岡崎市議会議員／株式会社わがんせ

前田 れいこ

〒444-0909 愛知県岡崎市橋目町御小屋西 178 － 15
asunaro-waganse@outlook.jp　0564-32-7726

現役ケアマネジャー　香川県東かがわ市議会議員／有限会社山口テクノ

山口 だいすけ

〒769-2701　香川県東かがわ市湊 1104-3
info @ daisuke.yamaguchi.jp　0879-25-0575

最後まで読んでいただきありがとうございます。
勇気を持った方や、疑問や質問を持った方、いらっしゃればうれしいです。
感想・質問・ご相談など、皆さまからのご連絡を待ちしています!

介護職よ、地方議員を目指せ！
介護現場を変えたいあなたに伝えたいこと

2021年10月30日　第1版　第1刷発行

編　集……株式会社ともあ

発行者……直江 久美

発行所……株式会社ともあ

〒460-0007　名古屋市中区新栄3丁目8-7

シャロウェルプリモ603号

TEL：052-325-6618

https://tomoa.co.jp/

印刷・製本…株式会社シナノパブリッシングプレス

Printed in Japan ISBN 978-4-910393-52-0

落丁・乱丁の場合はお取り替えいたします。